SALUD RESPONSABLE

INTRODUCCIÓN

Se entiende que una persona es adulta cuando se responsabiliza de sus actos; por este motivo, podemos encontrar adultos de catorce años e irresponsables de sesenta. Si asumimos nuestra propia salud, estaremos haciendo acopio de inteligencia.

Raras veces somos víctimas de la enfermedad, sólo en un diez por ciento de los casos, en los que se incluye la genética y los accidentes por mala suerte. Aproximadamente el noventa por ciento de los accidentes que sufren las personas, ha sido causado por descuidos.

Es una equivocación delegar la responsabilidad de nuestra salud exclusivamente en el sistema sanitario. Cada uno de nosotros tenemos una importante responsabilidad en nuestra salud. Hasta tal punto debemos responsabilizarnos de nuestra salud, que la misma vox populi acepta que los disgustos minan nuestro vigor.

De nuestra responsabilidad sobre el estado de salud individual, dependen distintas situaciones que pueden incidir en el deterioro de la misma. Nuestra manera de utilizar el cuerpo, por ejemplo, puede generar dolencias de varios tipos. Una manera de caminar contraria a nuestra anatomía provocará lesiones en las articulaciones y desgarros en los cartílagos. Si hacemos demasiados esfuerzos nuestro organismo no logra recuperar el exceso de energía y entra en déficit con el consiguiente malestar.

Al contrario, una actitud sedentaria crea grasa y flacidez que termina facilitando lesiones por falta de tono muscular. Los cambios climáticos deben ser considerados en su importancia, para evitar los peligros que puede acarrear cada estación.

Nuestra responsabilidad también está en la alimentación, comer mucho o poco siempre es malo, pero, también lo es comer muy deprisa, moviéndose constantemente, tomar mucho picante, mucha azúcar o sal si se es hipertenso. La cafeína excita y el alcohol en cantidades elevadas

2

también produce pérdida de salud. Las drogas son malas para el organismo, lo mismo que las comidas muy grasientas.

El miedo afecta a nuestra salud, lo mismo que el odio, la ira y la envidia entre los más frecuentes. Los problemas que dan vueltas en la cabeza hasta agotarnos. Las exigencias laborales de adaptación a nuevas tecnologías, los estudios que exceden el nivel de competencia del estudiante. El intentar engañarse a sí mismo. Todo esto si no se sabe llevar puede producir dolores de cabeza, migrañas.

Podemos afirmar que nuestra salud depende en el 95% de nosotros y en segundo término de los profesionales sanitarios. Es, por tanto, un hecho la responsabilidad que tenemos sobre nuestra salud y que no tomar esta cuestión en consideración, puede hacernos perder la misma. Si aceptamos esta realidad, podremos entender mejor nuestra salud y lograremos por ello una vida mejor.

ÍNDICE

TEMA 1
EL CONCEPTO DE SALUD

TEMA 2
LA EDUCACIÓN PARA LA SALUD

TEMA 3
ALIMENTACIÓN Y SALUD

TEMA 4
SALUD BUCODENTAL

TEMA 5
LA SALUD MENTAL

TEMA 6
EL USO RESPONSABLE DE MEDICAMENTOS

TEMA 7
LAS VACUNAS

TEMA 8
LA PREVENCIÓN DE ENFERMEDADES
CARDIOVASCULARES

TEMA 9
LA PREVENCIÓN DE DROGODEPENDENCIAS

TEMA 1

EL CONCEPTO DE SALUD

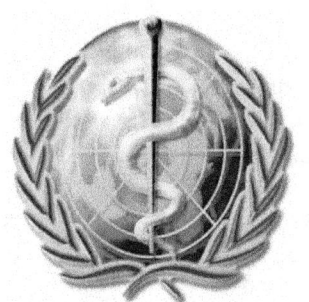

Diariamente nos movemos en un mundo en el que una multitud de enfermedades acechan a la Salud Pública. Muchas de las causas que pueden producir esas enfermedades son desconocidas por la población.

La Salud, en sus más variados aspectos, es una referencia constante en los distintos medios de comunicación. El origen y tratamiento de las enfermedades, la contaminación del ambiente por la actividad industrial, el control higiénico de los mercados, el precio de los medicamentos y la problemática de la asistencia sanitaria son temas que frecuentemente se analizan planteándose ante la opinión pública a veces con un criterio polémico

El derecho a la Salud está unánimemente admitido en nuestros días por todas las sociedades. Es lógico, por tanto, que se exija a los organismos rectores de la sociedad la instrumentación de unas normas eficaces para la protección y el mantenimiento de la salud de las personas.

Es conocida desde antiguo la influencia de los factores físicos del ambiente, tales como la temperatura, la luz, la humedad, los gases atmosféricos, la carga iónica, la presión atmosférica y los vientos , se unen para configurar uno de los conjuntos biofísicos que con mayor importancia incide sobre la salud y el modo de vida: el clima

A los factores climáticos hay que añadir los elementos contaminantes del medio derivado de la actividad vital y social humana, que son cada vez más importantes. La gran urbe puede alterar el ambiente y afectar a la salud, contaminando el aire, el agua, los alimentos, el suelo...además de influir sobre el estado psicológico de las personas (tensión emocional, vida competitiva, ruidos, vibraciones...)

El medio social

También inciden sobre la salud el nivel de vida, la cultura, la educación cívica, las costumbres, los recursos materiales y personales de que disponen las sociedades para el ejercicio de las actividades más importantes, así como los hábitos alimentarios, la calidad de la vivienda, el saneamiento del medio y la disponibilidad de energía. El nivel de salud, en cierta medida, puede considerarse como expresión del nivel de vida.

El medio laboral

El trabajo constituye uno de los aspectos más importantes de la actividad cotidiana del ser humano, siendo, sin duda, el centro y eje de todas las relaciones sociales.

En general, el trabajo no se realiza en solitario, sino en grupo, condicionando una actividad social de la máxima importancia en la vida de la colectividad y en la que confluyen diversos aspectos politico-económicos y técnicos.

Hay que entender por medio laboral no solamente el lugar donde se trabaja sino también el ambiente social coincidente con el trabajo, el medio ambiente físico del centro o local de trabajo, las condiciones de vida que se imponen al trabajador y las relaciones entre el trabajo y el núcleo familiar del interesado.

El trabajo, en unión de factores de tanta trascendencia como la estabilidad económica, puede, en algunas ocasiones, ser perjudicial para la salud.

El nivel de salud de una población resulta de la interdependencia de una amplia gama de factores, a veces muy diferentes entre sí, pero que en su conjunto pueden condicionar el estado sanitario de una colectividad en sentido positivo o negativo. Algunos de estos factores son principalmente externos, pero otros están relacionados con las propias características de las poblaciones, que presentan peculiaridades que pueden influir sobre la salud o, al menos, sobre el perfil sanitario predominante.

Las peculiaridades demográficas, por ejemplo, de una zona influyen poderosamente en su tratamiento sanitario. Es necesario arbitrar las medidas necesarias para que los grupos de población pequeños y aislados tengan fácil acceso a centros sanitarios.

Actualmente se está produciendo el hecho alarmante de que enfermedades de tipo cardiovascular están apareciendo en personas cada vez más jóvenes. Esta es una de las circunstancias que pone de manifiesto cómo la falta de información acerca de elementos básicos de alimentación hace cometer errores dietéticos que ponen seriamente en peligro la salud de la población.

Toda persona sabe qué es una enfermedad, bien sea por su propia experiencia o por experiencia ajena. Se habla más de enfermedad que de salud porque la enfermedad es más fácilmente advertida por la esfera consciente de la inteligencia.

El concepto de Salud sin embargo, nació como una abstracción intelectual y puede pasar inadvertido para la conciencia.

El concepto de Salud, por tanto, no es fácil de definir. Durante mucho tiempo se vino considerando el concepto de Salud como la ausencia de enfermedad o invalidez. De hecho, si se pregunta a cualquier persona de la calle ¿qué es la Salud?, la mayoría contestará algo parecido a "encontrarse bien", "no estar malo"...

El asociar a la Salud con la ausencia de enfermedad o invalidez no resulta del todo válido ya que exige trazar una línea divisoria entre lo que se considera saludable y lo que se etiqueta como enfermo, y esto no siempre es posible.

A la Salud se la ha definido de distintas maneras. Así, podemos destacar las siguientes:

✓ "Es la ausencia de cualquier tipo de enfermedad o dolencia en el individuo"

✓ "El estado de completo bienestar físico, mental y social y no solamente la ausencia de afecciones o enfermedades".

✓ "Es un recurso para la vida diaria, no el objeto de la vida. Es desarrollar nuestras capacidades personales y responder a los retos del medio ambiente"

✓ "Es aquella manera de vivir que es autónoma, solidaria y gozosa"

✓ "Es el equilibrio de todas las posibilidades físicas, psicológicas y sociales del individuo"

✓ "Es un modo de vida, un comportamiento positivo, consciente. Es conseguir la mayor calidad de vida posible"

✓ "Es una cualidad dinámica que está presente en la vida del hombre por el hecho de que éste desea crecer y progresar"

De todas ellas, la que nos parece más adecuada manejar a la hora de plantearnos un concepto más dinámico de la salud es la que la define como **"El equilibrio de todas las posibilidades físicas, psicológicas y sociales del individuo"**

¿Qué supone este concepto de salud?
- ✓ Pasar de una concepción individualista de la salud a una concepción colectiva.
- ✓ Hacer tomar conciencia a cada persona de la importancia que tiene velar no sólo por su salud o la de su familia sino también por el medio ambiente.
- ✓ Adoptar una actitud preventiva más que asistencial que lleve a cada individuo a   promover y potenciar su salud, a reclamar programas de formación y no sólo programas de asistencia sanitaria.
- ✓ Actuar comunitariamente ya que se caería en la cuenta de que cada individuo es un agente de salud y que todos tenemos la obligación de contribuir a potenciarla.
- ✓ Hacer tomar conciencia de que la salud   no es cosa exclusiva de los sanitarios sino de todos y cada uno de los miembros de la sociedad.

Las definiciones pueden ser catalogadas de utópicas, cuestión ésta que no puede negarse. Sin embargo, cuando la utopía no es una simple evasión, tiene la función de motivar y orientar los cambios en las formas de vidas personales y sociales para hacerlas cada vez más saludables.

También se puede objetar que la idea de una persona disfrutando plenamente de un bienestar físico, psíquico y social puede ser irreal si no se tiene en cuenta que estas dimensiones del bienestar humano no son estáticas, sino que se hallan en permanente evolución.

Existe una interesante matización sobre el concepto de salud y el de enfermedad. Una persona afectada de una determinada dolencia sufre un padecimiento y unas limitaciones en consonancia con dicha dolencia.

Sin embargo, y especialmente en el caso de algunas dolencias de carácter crónico, las personas afectadas pueden hallar un equilibrio entre las limitaciones a que se ven sometidas y las posibilidades de desarrollar unas actividades que incluso, en muchos casos, pueden acercarse a la normalidad.

Podemos hablar así de personas enfermas desde el punto de vista biológico, y a la vez sanas desde el punto de vista de su adaptación social.

La salud y la enfermedad no deben considerarse pues en términos absolutos sino relativos. Tampoco son fenómenos estáticos sino dinámicos, tanto desde el punto de vista individual como social, ya que se hallan en permanente evolución.

Los diferentes estudios que en todas las ciencias se han llevado a cabo acerca de las relaciones entre el individuo y su medio, han dado lugar a nuevos enfoques explicativos de la regulación del bienestar físico y psíquico de las personas.

La noción actual de salud integra los niveles individual, social y medioambiental. Hoy en día se tienen muy en cuenta los factores de riesgo en relación con las condiciones socio ambientales: la higiene, la manipulación de los alimentos, la calidad de los mismos, el tipo de vivienda..., así como otros factores característicos de nuestra sociedad actual: el desempleo, el estrés, la pobreza, la contaminación, el ruido, etc.

El medio socio ambiental y los cambios que en él se experimentan, ya sean éstos bruscos o paulatinos, son interiorizados por las personas de tal manera que pueden llegar a configurar algunos aspectos importantes de su estilo de vida, su carácter, sus preferencias, etc. Sin embargo, el medio socio ambiental no es un factor determinante del desarrollo de las personas. Desde una perspectiva evolutiva e interaccionista se considera que toda persona dispone de sus propios mecanismos cognitivos y sociales con los que actúa sobre el medio.

De todo lo expuesto hay varios aspectos a considerar:

✓ El estado de salud no puede ser absoluto, porque es inseparable del ambiente ecológico y social de la comunidad, el cual es esencialmente variable, principalmente por la actividad del ser humano el cual es también esencialmente variable.

✓ No existe, por la misma razón, un límite neto entre la salud y la enfermedad, sino grados y expresiones diversas mezcladas.

✓ En el concepto de salud hay, al menos, tres componentes a considerar: un componente subjetivo (bienestar); otro objetivo (capacidad para la función); un tercero de tipo psico-ecológico-social (adaptación biológica, mental y social del individuo).

✓ Es pues importante que la población piense más en la Salud y no sólo en la enfermedad.

La moderna concepción de la salud ante la realidad social
Las ciencias biológicas, las ciencias sociales y la epidemiología demuestran que el ser humano, a diferencia de los demás animales, vive y muere en una "realidad" muy compleja, desarrollada por él mismo a lo largo de su historia. Existimos, como seres vivos, en una "realidad biológica y ecológica" según la cual la noción de salud corresponde a un estado de equilibrio ecológico individual.

Existimos, también, en una "realidad social humana" inseparable de la realidad biológica y ecológica, que nos hace vivir en una densa red de relaciones sociales y que nos induce a admitir que todos los seres humanos tienen derecho a vivir sanos, pero al mismo tiempo, admitimos (aunque no todos) que en nuestras sociedades se producen diferencias sociales, económicas, políticas, culturales, etc. que condicionan desigualdades frente a la salud, a la enfermedad y la muerte.

Existimos, finalmente, como consecuencia de las dos realidades anteriores, en una tercera "realidad epidemiológica" constituida por los "determinantes" y "riesgos" de enfermar y morir, que existen, natural o artificialmente, en el ambiente en que vivimos, siempre en cambio por la actividad humana.

En la práctica, las posibilidades de "vivir en salud" se van reduciendo para el ser humano, en la medida que el ambiente de vida se hace más complejo, más dinámico y más recargado de elementos extraños a nuestra biología y ecología.

Cuando se dice que la salud y enfermedad es un "proceso social" significa que el proceso de la salud o el de la enfermedad son originados en las estructuras de la formación social, y que las determinantes sociales se distribuyen por clases sociales y por categorías profesionales.

De acuerdo con esto, no podemos esperar que la salud, la enfermedad o la muerte se produzcan en nosotros como hechos "naturales" o solamente "biológicos", sino que estos fenómenos no suceden casualmente, sino condicionados por una causalidad compleja de origen social.

Por otro lado, como la población no está en las mismas condiciones frente al ambiente social, ocurre que no podemos esperar la salud absoluta ni permanente; al contrario, los niveles de salud son diferentes para cada individuo, para cada comunidad, para cada sociedad humana. Y los son porque la salud está siempre relacionada con:
- Las estructuras socioeconómicas de la formación social (salario, tipo de trabajo, cultura, vivienda, alimentación, etc,)
- El sistema de producción y consumo.
- El nivel de vida y los modos de las clases y grupos sociales.
- Las desigualdades sociales existentes.
- El grado de instrucción de cada cual.
- El grado de participación social de las comunidades.

De aquí que, al analizar científicamente el proceso de la salud y enfermedad, es indispensable hacerlo en el contexto socioeconómico en que el fenómeno se produce, ya que éste no es sólo biológico.

En resumen, podemos afirmar que el mundo de la salud es muy complicado. En él intervienen diversos factores de carácter individual, colectivo y político que condicionan la salud y la enfermedad. Hasta tal punto es así, que puede decirse que todas las actividades repercuten, directa o indirectamente, sobre el estado de salud.

La promoción de la salud
La promoción o fomento de la salud se ha venido considerando desde hace mucho tiempo como una de las funciones y de los objetivos de los servicios sanitarios. El concepto de salud positiva y el conocimiento de la posibilidad de estimular los condicionantes de la persona y del ambiente que actúan a favor de un aumento del grado de salud de individuos y colectividades no es nuevo ni reciente.

Unas veces como higiene social y otras veces dentro de la entonces llamada "medicina constructiva" se han llevado a cabo desde hace más de un siglo acciones que se relacionan con el objetivo de promoción de la salud (PS).

¿De dónde surge el concepto?
➢ Campo de la salud pública y la medicina social (Frank, Chadwick, etc.). Necesidad de mejorar las condiciones de saneamiento ambiental relacionadas con la prevención de epidemias de cólera y tuberculosis; y lucha de los movimientos obreros por conseguir mejoras de sus condiciones de vida y trabajo (Alemania e Inglaterra, 1830-1870). Así encontramos este término en uno de los primeros folletos de Educación para la Salud (EpS) que se conocen (1835), titulado "Los medios de promover y preservar la salud" y pertenecientes a la serie "El compañero del trabajador".

➢ Sigerist (1946) al hablar de las funciones de la sanidad incluye las siguientes: promoción de la salud, prevención de la enfermedad, restablecimiento del enfermo y rehabilitación del paciente. Y casi todos los libros posteriores sobre salud pública incluyen la promoción de la salud entre las metas de los servicios sanitarios.

Entonces, ¿por qué para muchos la PS es un concepto relativamente reciente?, ¿por qué se crean ahora servicios de PS, ¿por qué los hasta hace poco llamados de EpS pasan a ser denominados de PS, en ocasiones sin modificar nada más que su nombre?

Antecedentes

De todas las variaciones en relación con la salud pública habidas en este siglo, destacaremos las que más han contribuido al movimiento de Promoción de la Salud:

➤ Mejor conocimiento de los factores que intervienen en el proceso salud-enfermedad. Aunque la influencia de las deficientes condiciones sociales sobre la salud era bien conocida desde comienzos del siglo pasado, el descubrimiento de los gérmenes desvió la atención de los sanitarios hacia los campos de la microbiología y la inmunología durante más de medio siglo, periodo en el que se produjo una considerable reducción de las enfermedades transmisibles.

Este descenso se debió fundamentalmente a la mejora de las condiciones sociales (mejores viviendas y alcantarillado, mejoras en la alimentación y en la higiene personal). Algunos autores como McKeown demostraron que este descenso fue anterior a las intervenciones médicas, las cuales no tuvieron tanto éxito como parecía. Se empezó a hablar de multicausalidad.

➤ Gran desarrollo de la tecnología médica, con la consiguiente elevación del gasto sanitario. Sobre todo durante la década de los sesenta y comienzos de la siguiente. Gran avance en las técnicas quirúrgicas y anestésicas y en los conocimientos de bioquímica, radiología, medicina nuclear y otras disciplinas y sus aplicaciones al tratamiento y al diagnóstico. Como consecuencia se crearon grandes hospitales, aumentando el gasto sanitario de forma insospechada pero no se redujo la enfermedad ni hubo un incremento notable en la satisfacción de los receptores de estos servicios.

Se empezó a hablar de reestructurar los servicios sanitarios con el fin de reducir los fondos destinados a la medicina curativa muy tecnificada y que resolvía los problemas de un porcentaje muy reducido de la población a favor de la prevención de la enfermedad y la promoción de la salud, cuya mayor rentabilidad era ampliamente conocida.

Llamada de atención de la OMS a sus países miembros sobre la necesidad de hacer un planteamiento nuevo de los servicios de salud basado en garantizar la atención de las necesidades básicas de todos los individuos (alimentación, agua y saneamiento, eliminación de vectores, vacunaciones, medicamentos esenciales, etc.).

Requisitos previos para la salud
Hay una serie de condiciones previas para la salud. La primera es la paz. Las miles de muertes violentas en aquellas partes del mundo en que hay un conflicto armado lo confirman dramáticamente. Pero también son requisitos previos para la salud la vivienda, el acceso a la educación, los alimentos adecuados para mantener la vida, unos ingresos mínimos, un ecosistema estable, la justicia social y la equidad.

Toda mejora del nivel de salud debe anclarse con firmeza en estos elementos. Para los pueblos desprovistos de dichos requisitos, hablar de la salud como prioridad colectiva tiene poco sentido: otras cuestiones están por encima. También en los países desarrollados, para los sectores más desfavorecidos, la salud tiene una importancia relativa frente a otros aspectos de la vida: la gente no puede desarrollar su potencial de salud si no controla aquellos elementos que lo determinan.

Bases conceptuales
La OMS refleja en sus documentos la evolución de los conceptos de promoción de la salud en los últimos años.

Así, en 1978 la Conferencia Internacional celebrada en Alma Ata (antigua URSS) bajo los auspicios de la OMS y la UNICEF formuló una declaración sobre la Atención Primaria de Salud. Según esta declaración, la AP "presta los servicios de promoción, prevención, tratamiento y rehabilitación necesarios. (....) Comprende, como mínimo, las siguientes actividades:

- La educación sobre los principales problemas de salud y los métodos de prevención y de lucha correspondientes.
- La promoción del suministro de alimentos y de una alimentación apropiada.
- Un abastecimiento adecuado de agua potable y saneamiento básico.
- La asistencia maternoinfantil, con inclusión de la planificación de la familia.
- La inmunización, etc.

Desde esta perspectiva, en algunos países desarrollados la declaración de Alma Ata permitió un impulso muy positivo a la reforma de los servicios de asistencia de primer nivel.

En 1981 la Asamblea Mundial de la Salud adoptó un objetivo global de "Salud para todos en el año 2000". Las seis ideas básicas subyacentes en la propuesta son:

- Equidad para reducir las desigualdades entre las naciones y dentro de las mismas naciones.
- Promoción de la salud y prevención de la enfermedad para permitir a la población el uso máximo de su capacidad física, mental y emocional. Cooperación intersectorial, fomentando políticas saludables y reduciendo riesgos en el entorno físico, económico y social.
- Atención primaria de salud como foco del sistema de asistencia sanitaria.
- Cooperación internacional frente a los problemas que superan las fronteras estatales, como la contaminación o el comercio de productos peligrosos.
- Participación comunitaria para alcanzar objetivos comunes que requieren una comunidad informada, motivada y activa.

Esta nueva orientación de la salud pública va más allá de sus elementos biológicos y reconoce la importancia de los aspectos sociales de los problemas de salud ligados a los estilos de vida.

En la Conferencia Internacional sobre Promoción de la Salud (Ottawa, 1986), se consolidaron importantes avances conceptuales, recogidos en la Carta de Ottawa para la Promoción de la Salud. En ella se recogen tres acciones específicas y cinco ámbitos de aplicación.

Las acciones específicas
- ✓ Abogar por la salud
- ✓ Capacitar a las personas para alcanzar su potencial de salud
- ✓ Mediar entre intereses divergentes a favor de la salud

Los ámbitos de aplicación
- ✓ La elaboración de políticas saludables que tengan en consideración la salud en todos los sectores y que se valga de diferentes métodos (educación, legislación, política de precios, etc.). Esta política es la base de las restantes medidas.
- ✓ La creación de entornos saludables, teniendo en cuenta la organización social del trabajo, la producción de energía y la urbanización de modo que ofrezcan condiciones saludables desde el punto de vista físico y psicosocial.
- ✓ El refuerzo de la acción comunitaria. La participación de la comunidad es indispensable para mejorar el nivel de salud de los individuos y afrontar sus problemas.
- ✓ El desarrollo de aptitudes individuales mediante información y educación en materia de salud. Estas aptitudes deberán adquirirse durante toda la vida a través de la familia, la escuela, el trabajo, los medios de comunicación y, en especial, los servicios de salud.
- ✓ La reorientación de los servicios sanitarios para que la promoción de la salud se vaya desarrollando progresivamente sin desatender sus obligaciones de prevención y asistencia. Esto implica cambios en la formación de los profesionales y en la organización de los

servicios y requiere investigaciones sobre salud, pero sobre todo un cambio importante de actitud.

En la II Conferencia Internacional de Promoción de la Salud (Adelaida, Australia, 1988) se desarrolló lo acordado en Ottawa, con especial énfasis en los puntos específicamente relacionados con los aspectos políticos. El documento titulado "Recomendaciones de Adelaida" define la política que lleva a la salud como la que se preocupa explícitamente por conseguir la salud y la equidad a través de todos los campos (agricultura, comercio, educación, industria, trabajo, etc.)

Se reconoce la necesidad de hacer participar a muy distintas entidades sociales, gubernamentales o no, así como a la industria, las asociaciones, los sindicatos, el comercio y la iglesia en las actividades de los servicios sanitarios.

Como campos de acción política inmediata la conferencia fijó los siguientes:
- ✓ Implicar a las mujeres como primeras promotoras de salud, apoyando sus organizaciones, mejorando su información y educación y garantizando su autodeterminación en materia de salud en lo relacionado con la natalidad, el cuidado de los niños y el hogar y la asistencia sanitaria.
- ✓ Desarrollar una política alimentaria que garantice alimentos sanos en la cantidad necesaria y que sean aceptables culturalmente.
- ✓ Adoptar medidas para reducir el consumo de tabaco y alcohol modificando cultivos y realizando los necesarios ajustes en aquellos países en que estos cultivos representen importantes ingresos.
- ✓ Trabajar los servicios sanitarios junto con los grupos ecologistas para conseguir un ambiente saludable, libre de los factores físicos, químicos y biológicos nocivos para la salud, y considerar la importancia de la conservación de los recursos no renovables y del desarrollo sostenible.

Posteriormente, en 1.991, la Conferencia de Sundswall (Suecia) sobre Promoción de la Salud desarrolló el objetivo de "Salud para todos en el año 2000" elaborado en Jomtien ese mismo año, en lo que ha sido la primera conferencia global sobre promoción de la salud. Reunió a personas, organismos e instituciones de 81 países. El mundo industrializado necesita pagar la deuda ambiental y humana que ha acumulado por la explotación del mundo en desarrollo.

Como resumen pueden aceptarse tres imperativos básicos:
- ✓ Reducir la actividad económica y tecnológica ajustándola al desarrollo sostenible.
- ✓ Crear ambientes de apoyo en sus dimensiones social, política y económica.
- ✓ Aumentar la equidad.

Los principios fundamentales de la vida sostenible son:
- Respetar y cuidar la biosfera, conservando su vitalidad y diversidad.
- Mejorar la calidad de la vida humana, mediante el saneamiento ambiental, la educación, la libertad, la seguridad y el respeto a los derechos humanos.
- Reducir al mínimo el consumo de los recursos no renovables y reciclar todo lo posible.
- Mantener el desarrollo dentro de la capacidad de la Tierra para suministrar materias primas y absorber residuos.
- Cambiar actitudes, conductas y valores hacia el desarrollo y el consumo, sobre todo en las personas y países más favorecidos.
- Responsabilizar a las comunidades para una acción más inmediata, de tipo intersectorial.
- Establecer una alianza global internacional.

La declaración fue remitida a la Conferencia de Naciones Unidas sobre Ambiente y Desarrollo, llamada Cumbre de la Tierra que tuvo lugar en 1992 en Río de Janeiro, con el fin de que la tuvieran en cuenta en sus debates.

Las siguientes conferencias tuvieron lugar en Jakarta (1997) y México (2000).

En Jakarta se establecieron las prioridades para el siglo XXI:
- ➢ Promover la responsabilidad social.
- ➢ Aumentar la inversión en salud.
- ➢ Estimular asociaciones multisectoriales.
- ➢ Aumentar la capacidad de la comunidad.
- ➢ Garantizar la infraestructura necesaria.
- ➢ Llamar a la acción.

Como puede verse a través de las conferencias sobre promoción de la salud cuyos documentos finales hemos comentado y de otras muy directamente relacionadas con ellas, la salud es hoy un tema central de preocupación en el mundo, que afecta no sólo a los servicios sanitarios sino a la política global mundial y a la propia de cada país. Ahora bien, es preciso que estas hermosas declaraciones de principios se conviertan en decisiones políticas concretas en los más diversos sectores implicados y en una acción coordinada entre ellos en todos los niveles.

El concepto de promoción de la salud
La oficina Europea de Educación para la Salud de la OMS estableció un grupo de trabajo sobre "conceptos y principios de promoción de la salud" que, en 1984, tras diversos estudios y reuniones publica y difunde de forma muy amplia un documento titulado "promoción de la salud". En él se define la promoción de la salud como *"el proceso de capacitar a la gente para que aumente el control sobre su salud y la mejore"*

Otros conceptos
Las acciones de **protección de la salud** están dirigidas al control sanitario del medio ambiente, en su sentido más amplio. De forma operativa se acostumbra a realizar una distinción entre las dirigidas a la vigilancia y control de la contaminación del agua, del aire y del suelo (control sanitario del medio ambiente o saneamiento ambiental) y las

dirigidas a la vigilancia y control de la contaminación de los alimentos (control sanitario de los alimentos o higiene alimentaria).

Se trata de prevenir los riesgos para la salud humana derivados de la contaminación física, química o biológica del medio ambiente donde el hombre vive y trabaja, y de los alimentos que consume. Estas acciones se basan en conocimientos científicos aportados por ciencias como la veterinaria, farmacia, biología, bromatología o ingeniería sanitaria y son llevadas a cabo por profesionales sanitarios que no son médicos ni enfermeros.

Las acciones de **promoción de la salud y prevención de la enfermedad** tienen por objeto el fomento y defensa de la salud y la prevención de las enfermedades, mediante actuaciones que inciden sobre las personas. Se trata de incrementar los niveles de salud de los individuos y colectividades y de prevenir las enfermedades específicas cuya historia natural sea conocida y se disponga de instrumentos de prevención primaria o secundaria efectivos y eficientes (inmunizaciones, quimioprofilaxis y quimioprevención, educación sanitaria, cribados, etc.).

Algunos autores llevan a cabo una distinción clara entre las acciones de promoción de la salud y las de prevención de la enfermedad. Las primeras pretenderían fomentar la salud de los individuos y colectividades promoviendo que adopten estilos de vida saludables, lo que se podría conseguir mediante intervenciones de información y educación sanitaria desarrolladas en las escuelas, a través de los medios de comunicación de masas y en los centros de atención primaria.

Como es lógico, para que sean efectivas estas acciones deben recibir el soporte de los grupos organizados de la comunidad y ser apoyadas por las medidas políticas y legislativas que se estimen necesarias. Con la prevención de la enfermedad, en cambio, se trataría de reducir la incidencia de enfermedades específicas mediante intervenciones concretas y puntuales basadas en los conocimientos científicos aportados por las ciencias médicas (vacunaciones, quimioprofilaxis y quimioprevención, cribados), aplicadas por el sanitario en el marco de la atención primaria, aunque en algunos casos también se pueden llevar a cabo en otros ámbitos (escuelas, fábricas, etc.).

En nuestro medio, por lo general, no se hace distinción entre uno y otro concepto y se usan asociados, normalmente, bajo el epígrafe de "promoción de la salud", el cual incluye todas las acciones de fomento de la salud y prevención de la enfermedad que se ejecutan en las personas. Las acciones de "protección de la salud" (saneamiento ambiental e higiene de los alimentos) se ejecutan, siempre, sobre una base colectiva (potabilización del agua de bebida, evacuación higiénica de excretas, higienización de la leche, fluoración del agua de beber).

Las acciones de "promoción de la salud", en cambio, pueden ejecutarse tanto sobre una base colectiva (campañas de información y educación sanitaria de la población, campañas de vacunación, cribados masivos) como individual (consejo enfermero, vacunaciones personalizadas, quimioprofilaxis y quimioprevención, cribados en la modalidad de búsqueda activa de casos, en el ámbito clínico asistencial.

Situación de la promoción de la salud
Cuando se habla de promoción de la salud y de actividades preventivas, no pueden olvidarse los cambios ocurridos en el patrón de mortalidad y morbilidad durante las últimas décadas en los países industrializados: del predominio de las enfermedades infecciosas se ha pasado a la prevalencia de las enfermedades crónicas y degenerativas, principalmente de las enfermedades cardiovasculares y tumorales.

Estos procesos, una vez establecidos, son poco susceptibles de solucionarse desde una perspectiva únicamente curativa o paliativa, ya que su etiología es compleja y está asociada a múltiples factores de riesgo.

Para conocer cuándo aplicar la promoción de la salud y las actividades preventivas, debemos conocer la historia natural de la enfermedad, que es un proceso dinámico que tiene tres fases: la primera se inicia con la exposición a los factores de riesgo y finaliza cuando aparecen lesiones anatomo-patológicas. En este punto de la enfermedad las actividades principales a realizar son las de **promoción de la salud**, con el fin de evitar que estas lesiones se instauren de un modo irreversible.

Una vez se han desarrollado las lesiones anatomo-patológicas, se inicia la segunda fase, durante la cual la enfermedad será, en un principio, asintomática, y después se expresará clínicamente a través de sus síntomas y signos. En esta fase, las posibilidades de prevención se basan en poder detectar la enfermedad precozmente, durante el período asintomático, con el objetivo de disminuir su duración o severidad, o prolongar la supervivencia.

La tercera y última fase viene definida por el desenlace de la enfermedad, puede ir desde la curación sin dejar secuelas hasta, en el peor de los casos, la muerte, pasando por diversos grados de incapacidad. En este caso la prevención está principalmente encaminada a evitar complicaciones y secuelas irreversibles y, en el caso de que estas ya se hayan instaurado, a detener su avance. Los puntos básicos son el tratamiento de la enfermedad y la rehabilitación de la incapacidad que se deriva de ella, con el fin de mejorar la calidad de vida.

El problema de la participación comunitaria en la promoción de la salud

La participación de la comunidad es una de las bases fundamentales para que se desarrolle la atención primaria de salud y la promoción de la salud. No obstante, este término se presta a múltiples y variadas interpretaciones. El ciudadano medio, acostumbrado a recibir una asistencia basada en el tratamiento de la enfermedad, ¿puede acaso imaginar otro tipo de participación que no sea el contribuir con los gastos económicos que ocasiona dicho sistema, o seguir las indicaciones del tratamiento prescrito?.

Desde una perspectiva global, para la OMS, la participación comunitaria es necesaria porque el sector público, particularmente sus recursos materiales y humanos, no es capaz de proporcionar a la población una atención adecuada a la salud. El papel de la participación comunitaria consiste en proporcionar los recursos adicionales necesarios. No existe un modelo universal de participación comunitaria. Cada país debe desarrollar el suyo propio, adecuado a su contexto.

TEMA 2

LA EDUCACIÓN PARA LA SALUD

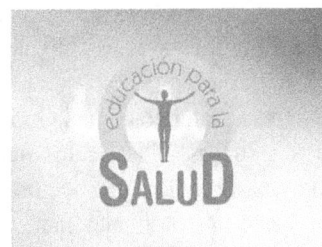 La Educación para la Salud (EpS) es una de las disciplinas más jóvenes en el ámbito de las ciencias de la salud. Clásicamente, el término EpS sugería la comunicación hacia fuera y hacia abajo de conocimientos sobre la salud, a individuos a los que se suponía desprovistos de los mecanismos cognitivos sobre el modo de evitar las enfermedades.

Así, en los años 40-50 se consideraba que la EpS consistía en "instruir a las gentes en materia de higiene, de tal forma que apliquen los conocimientos adquiridos al perfeccionamiento de la salud".

Esta visión es perfectamente válida si tenemos en cuenta que en esos años la EpS se desarrollaba al amparo de las concepciones biomédicas de la salud y la enfermedad que daban poca o ninguna importancia a los factores sociales, culturales y psicológicos. Además, la EpS transmitía únicamente valores derivados de la medicina convencional.

A pesar de que en 1954 el Comité de Expertos en Educación Higiénica del Público destacó la influencia de la cultura, la religión y la sociedad en el comportamiento de las personas. Factores a los que pocas veces se prestaba atención para la planificación de las actividades de EpS.

Esta primera orientación de la EpS ha recibido numerosas críticas, al haber dado lugar a una interpretación excesivamente individualista, que responsabiliza a las personas por sus hábitos de vida, lo que todos conocemos como "culpabilizar a la víctima".

A partir de los años sesenta, y enfrentada la EpS al nuevo problema que supone la elevada mortalidad y morbilidad asociada a estilos de vida no saludables, se puso el énfasis en la modificación de las conductas. Entonces, la EpS buscó sus bases en teorías procedentes de la sociología, antropología, pedagogía y, sobre todo, de la psicología.

Definir la EpS es una tarea compleja, máxime cuando como hemos visto es una disciplina joven y sometida a cambios. Una de las mayores dificultades proviene de la aparición del término "promoción de la salud", que supuso que los servicios hasta ese momento llamados de educación para la salud pasan a ser denominados de promoción de la salud, en ocasiones sin modificar nada más que su nombre.

La confusión respecto a los términos lleva a que cada persona haga sus propias interpretaciones dependiendo de su experiencia en la disciplina. No obstante, parece apropiado incluir aquí la definición de ambos conceptos extraídas del Glosario de términos de la Organización Mundial de la Salud (OMS).

Con respecto a la EpS, la OMS dice lo siguiente:

"La Educación para la Salud comprende las oportunidades de aprendizaje creadas conscientemente que suponen una forma de comunicación destinada a mejorar la alfabetización sanitaria, incluida la mejora del conocimiento de la población en relación con la salud y el desarrollo de habilidades personales que conduzcan a la salud individual y de la comunidad."

Sobre esta referencia hay que decir que la EpS aborda no solamente la transmisión de información, sino también el fomento de la motivación, las habilidades personales y la autoestima, necesarias para adoptar medidas destinadas a mejorar la salud.

La EpS incluye no sólo la información relativa a las condiciones sociales, económicas y ambientales subyacentes que influyen en la salud, sino también la que se refiere a los factores de riesgo y comportamientos de riesgo, además del uso del sistema de asistencia sanitaria. Es decir, la educación para la salud supone comunicación de información y desarrollo de habilidades personales que demuestren la viabilidad política y las posibilidades organizativas de diversas formas de actuación dirigidas a lograr cambios sociales, económicos y ambientales que favorezcan la salud.

En el pasado, la educación para la salud se empleaba como término que abarcaba una más amplia gama de acciones que incluían la movilización social y la abogacía por la salud. Estos métodos están ahora incluidos en el término promoción de la salud.

El concepto de salud que la población debe asumir supone pasar de una concepción individual a otra colectiva, adoptar una actitud preventiva más que asistencial y actuar comunitariamente. Para lograr estos objetivos hay que informarse y formarse.

Normalmente la información que se da sobre temas referidos a la salud suele ser a base de campañas en épocas puntuales o sobre temas concretos. Esta práctica es válida para ese momento y puede servir como apoyo o como punto de arranque para una actividad más estable. Pero eso, por lo general no ocurre, con lo que se queda en un mero flash en un momento determinado y no llega a calar en la población con la hondura necesaria. De ahí que consideremos más apropiado para lograr los objetivos antes descritos el utilizar la formación.

¿Para qué una educación para la salud?

La United States Comittes on Health Terminology define la Educación para la Salud como "Un proceso de orden intelectual, psicológico y social que comprende actividades destinadas a incrementar la aptitud de los individuos a tomar decisiones (con conocimiento de causa) que afectan a su bienestar personal, familiar y social"

Este proceso, inspirado en principios científicos, facilita el aprendizaje y el cambio de comportamiento tanto a nivel del personal de salud como de los consumidores (especialmente los niños y adolescentes)

El término Educación para la Salud es una evolución más moderna del de Educación Sanitaria. La Educación para la Salud no puede conceptuarse como una mera información médica o sanitaria, realizada por médicos o sanitarios exclusivamente, sobre temas generalmente de enfermedad y no de salud y utilizando los medios publicitarios usuales en lo que se denomina tradicionalmente Luchas y Campañas. Así, por ejemplo, están la mayor parte de las actuaciones en materia de vacunaciones, erradicación de algunas enfermedades, prevención de otras, etc.

La población a la que van dirigidas estas actuaciones se comporta únicamente como sujeto pasivo, recibe una información y pone muy poco o nada de su parte para alcanzar los objetivos propuestos.

La Educación para la Salud implica de entrada una información adecuada sobre el tema que se trate, no necesariamente proporcionada por profesionales sanitarios, pero a continuación, y como consecuencia de aquella, una concienciación individual sobre la responsabilidad propia en relación con su estado de salud y un cambio de comportamiento y actitudes hacia otras más saludables.

Las fases indispensables que comprende el moderno concepto de Educación para la Salud son las siguientes:

- Información con base científica.
- Concienciación responsable.
- Cambio de actitud o hábitos.

El individuo debe dejar de ser un sujeto pasivo y tomar una parte activa en el mantenimiento e incremento de su propia salud. La intervención de la comunidad en los programas de Educación para la Salud debe estimularse desde la fase inicial de planificación, aportando ideas y, sobre todo, los temas objeto de interés y salud.

El personal sanitario no tiene la exclusiva competencia sobre estos temas. Su papel está claro. Proporcionar la información técnica o las bases de la información científica para los programas de educación que se determinan y actuar de mediador o "multiplicador" en lo que se refiere al cambio de comportamiento hacia otro más saludable.

La deficiente formación que reciben los profesionales sanitarios en materia de medicina preventiva y el predominio de la asistencia curativa en las actuaciones en materia de salud, les han alejado cada vez más de la Educación para la Salud. En la mayoría de los países occidentales se están creando organizaciones de "consumidores de salud" que están estimulando las actuaciones de los gobiernos en materia de Educación para la Salud y que integran a sectores de la comunidad: maestros, educadores, empresarios, obreros, trabajadores sociales, asociaciones de vecinos y de padres, etc.

La creación de un sentido de responsabilidad hacia su propia salud y la de la familia y comunidad, es la aportación más importante de la nueva Educación para la Salud en contraposición a la Educación Sanitaria tradicional.

¿Cómo definir a la educación para la salud?

Por todo lo expuesto, creemos que, a la hora de una definición de Educación para la Salud, podemos elegir la aportada en la XXXVI Asamblea Mundial de la Salud y que es la siguiente:

"La Educación para la Salud es cualquier combinación de actividades de información y educación que lleve a una situación en la que la gente desee estar sana, sepa cómo alcanzar la salud, haga lo que pueda individualmente y colectivamente para mantenerla y busque ayude cuando la necesite"

Los grandes temas en educación para la salud

Las diversas encuestas realizadas señalan que los temas más abordados por los programas de Educación para la Salud son los siguientes:

➢ El tabaco: el objetivo sería disuadir a los no fumadores (sobre todo a los jóvenes) a no comenzar a fumar y a los fumadores a parar o disminuir su consumo. Los resultados han sido, tal como era fácil de prever, distintos. En unos países el consumo de tabaco ha disminuido en diversos grados. En otros no. Las razones, o al menos algunas de ellas, las veremos más adelante.

➢ El alcohol, las drogas ilegales y el abuso de medicamentos (sobre todo estimulantes y psicofármacos) son temas objeto de campaña y actuaciones en esta materia.

➢ La promoción de la vacunación y la actitud responsable ante las enfermedades de transmisión sexual son temas en los que están trabajando prácticamente todos los países, así como en la prevención de infecciones gastrointestinales y toxiinfecciones alimentarias.

➢ Los accidentes domésticos, de trabajo o de tráfico, son de una elevada morbilidad y de consecuencias económicas y sociales importantes en nuestro medio y son también objeto de programas de Educación para la Salud.

➢ La promoción de la salud mediante el ejercicio físico y la alimentación equilibrada, así como los programas dirigidos a la familia, personas de edad y la promoción de la salud mental, son actividades que se han acometido en los últimos años en todos los países con mejor o peor resultado.

Para llevar a cabo estas acciones de Educación para la Salud los distintos países han creado o implantado diversas organizaciones y estructuras. A nivel local las instituciones que desarrollan estos programas son los centros docentes, centros de salud, dispensarios, hospitales, asociaciones de vecinos, asociaciones de padres, organizaciones filantrópicas, Cruz Roja, asociaciones de enfermos, asociaciones de amas de casa, de ancianos, de consumidores, etc.

Las autoridades sanitarias, y cada vez más las educativas, tienen la obligación de coordinar y supervisar estas actividades de salud pública. De todo lo hasta aquí expuesto, podemos deducir, en consonancia con lo establecido en "La Carta de Ottawa para la Promoción de la Salud", lo siguiente:

"La Educación para la Salud es el proceso que proporciona a las personas los medios necesarios para ejercer un mayor control sobre su propia salud y así poder mejorarla. Para alcanzar un estado de completo bienestar físico, mental y social, cualquier persona o colectivo debe poder discernir y realizar sus aspiraciones, satisfacer sus necesidades y evolucionar con su entorno o adaptarse a él.

La salud se contempla, por tanto, como un recurso para la vida cotidiana y no como un objetivo vital; se trata de un concepto positivo que potencia tanto los recursos sociales y personales como la capacidad física. En consecuencia, la Educación para la Salud no depende únicamente del sector sanitario; es algo que va más allá de los distintos estilos de vida sanos para aspirar a la consecución del bienestar".

La Educación para la Salud podemos pues considerarla como un proceso planificado que conduce a la modificación de las conductas relacionadas con la salud. Esta modificación puede dar lugar tanto a la adopción de conductas saludables como al cambio de conductas que perjudican la salud por conductas saludables.

Fases del proceso

El proceso de la Educación para la Salud tiene las siguientes fases:

✓ Análisis del problema de Salud y su relación con la conducta

En esta fase se deben estudiar con profundidad la gravedad y magnitud de los problemas y las conductas que constituyan un factor de riesgo para esos problemas. La gravedad y magnitud se estudian para no caer en el error de intentar realizar una intervención educativa para un problema inexistente.

Sería absurdo, por ejemplo, iniciar una intervención educativa para prevenir el abuso de alcohol en embarazadas si después de realizar un cuidadoso análisis nos diéramos cuenta de que nunca se ha demostrado que bajos consumos de alcohol (por ejemplo: dos vasos por semana) tengan un efecto negativo sobre la salud de las embarazadas y además, una investigación demostrara que casi ninguna embarazada consume más de ese nivel.

La relación de los problemas con las conductas nos interesa puesto que la EpS es una herramienta que se dirige precisamente a actuar sobre la conducta. Los problemas de salud en los que no existe una asociación establecida epidemiológicamente entre la conducta y el problema se intentan resolver con otras acciones del sistema sanitario que resultan más apropiadas que la EpS.

En este sentido, para una situación como, por ejemplo: el aumento de la incidencia de casos de meningitis meningocócica, la actuación más apropiada consiste en la vacunación masiva de la población con mayor riesgo de sufrir el problema, si procede por razones epidemiológicas.

✓ Análisis de los determinantes de la conducta.

Una vez que hemos resuelto que existe una relación, establecida a través de estudios epidemiológicos, entre algunas conductas y los problemas de salud, el siguiente paso consiste en analizar los factores que determinan esas conductas. Este es uno de los

32

aspectos más importantes para desarrollar intervenciones educativas que consigan realmente un cambio conductual.

Si asumimos, por ejemplo, que el mayor determinante del hábito tabáquico consiste en la falta de conocimiento sobre los efectos negativos sobre la salud y nuestra intervención se dirige exclusivamente a aumentar los conocimientos, es evidente que no tendremos éxito en el cambio de conducta.

En general, los fumadores saben muy bien que el fumar no es saludable y a pesar de ello siguen fumando. Por tanto, tendremos que investigar cuáles son en realidad los determinantes de esa conducta para poder dirigir nuestras acciones hacia ellos.

✓ Diseño de la intervención
En el siguiente apartado, diseño de la intervención, tendremos en cuenta que la EpS no sólo consiste en realizar acciones educativas. Es esencial que analicemos también las barreras medioambientales e intentemos dirigir acciones hacia ellas. No debemos caer en el error de diseñar una intervención para la prevención del SIDA a UDVP educando para que utilicen jeringuillas desechables si no existe la posibilidad de conseguirlas.

Tampoco debemos caer en el error de pensar que una determinada técnica con la cual hemos tenido éxito una vez, va a resultar apropiada para todos los problemas y situaciones. Por tanto, cuando diseñemos la intervención debemos descubrir cuáles son las medidas, tanto educativas como ambientales, que incidan sobre las conductas de las personas concretas a las que nos queremos dirigir.

✓ Ejecución de la intervención
Nuestra intervención puede estar muy bien diseñada pero de nada sirve si a la hora de ponerla en marcha no es utilizada o aceptada por las personas u organizaciones a las que va dirigida. Diversas

investigaciones demuestran que de todos los materiales de EpS que son enviados a las Instituciones educativas, sólo entre un 5 y 10% son utilizados por los profesores.

Es importante, por tanto, la participación de las personas que van a recibir el programa durante la fase del diseño, para que exista una adecuación de los métodos a sus valores, para que sientan que existe una ventaja relativa para ellos si adoptan las medidas incluidas en el programa, etc.

✓ **Evaluación de la intervención**

Por último, la evaluación deberá analizar los pasos precedentes preguntándose y midiendo adecuadamente si la intervención ha sido ejecutada y recibida por el grupo diana tal y como se había planificado, respetando fielmente su diseño; si hemos conseguido influir en los determinantes de la conducta, de tal manera que ésta, se haya modificado; y, por último, si el problema de salud es menos prevalente.

De todas formas, hay que tener en cuenta que las mejoras en el problema de salud no se aprecian a corto plazo, pero sí es importante demostrar que ha habido cambios en las conductas.

Realizar EpS siguiendo todos estos pasos no es una tarea fácil. Requiere tiempo, recursos, tanto humanos como materiales, convencimiento de su utilidad, y formación. Elementos que se distribuyen de manera muy desigual en nuestro sistema sanitario.

Por ejemplo, en la Atención Primaría de Salud que es donde más se deben desarrollar acciones de EpS y de Promoción de la Salud dirigidas a la prevención primaria, se concentran tan sólo el 26,2% del total de enfermeras, matronas y fisioterapeutas y el 41,8% de los médicos, muy ocupados, al parecer, en atender la presión asistencial curativa, de manera que no tienen tiempo para otras actividades.

No disponemos de datos sobre los recursos económicos destinados a proyectos de EpS. Pero, al igual, que para diagnosticar, tratar y cuidar a las personas enfermas, la EpS necesita recursos económicos que pueden superar el presupuesto normal de un Centro de Salud.

En cuanto al convencimiento de su utilidad, diversas investigaciones sobre actitudes de los profesionales sanitarios hacia la EpS, demuestran un interés muy bajo por esta disciplina a la que algunos consideran aún poco científica.

Y, por último, en lo que hace a la formación, hay algunos ejemplos de planes de estudio de medicina que dedican 1 hora a la EpS en toda la formación pregrado. Todos estos datos no son muy alentadores. Pero debemos tener en cuenta que si nuestras acciones, teóricamente dirigidas al cambio de conducta, no respetan la metodología de la EpS estaremos realizando otro tipo de actividad (información sanitaria, consejo médico, etc.) y, por tanto, no podremos argumentar que la EpS no sirve para nada.

No es la primera vez que oímos decir a profesionales sanitarios que están cansados de repetir hasta la saciedad los consejos dietéticos a personas diabéticas o hipertensas y que los resultados, lejos de mejorar, a menudo empeoran. Por tanto, como conclusión, diremos que la EpS es un cambio de conducta planificado y que la calidad de este proceso de planificación determina su eficacia.

Pero, ¿cuál es la importancia que tiene la EpS entre todas las acciones que se pueden llevar a cabo para resolver los problemas de salud y elevar los niveles de salud de la población? Para analizar esta contribución, estudiaremos a continuación la modificación de los problemas de salud en este siglo y la relación de estos problemas con las conductas.

Cuando se habla de Promoción de la Salud y de EpS, no podemos olvidarnos de los cambios ocurridos en el patrón de mortalidad y morbilidad durante las últimas décadas en los países desarrollados. En el pasado, la patología prevalente era la infecciosa y el germen era considerado como causa única. Estos gérmenes son aceptados como naturales (el meningococo, por ejemplo), específicos (cada enfermedad o efecto se asocia a un germen concreto - el meningococo es causa de la meningitis-, - el treponema pállidum de la sífilis) y de acción rápida (es decir, en un corto período de incubación, el germen consigue provocar la enfermedad).

Con este modelo, las personas son capaces de asociar rápidamente sus acciones, con los efectos. (v.g.: una relación sexual con una enfermedad venérea; estar en contacto con alguien que tiene gripe y tener la gripe, etc.).

En el momento actual, la patología prevalente es la crónica y degenerativa con factores causales artificiales (tabaco, plomo, mercurio, productos generados en los procesos de producción industrial, etc.), inespecíficos (muchos de estos factores pueden estar implicados en la génesis de muchos problemas de salud) y de acción lenta (todos conocemos el tiempo que tardan en provocar efectos los agentes carcinogénicos del tabaco, por ejemplo).

De tal manera que las personas no asocian sus acciones con los efectos, dificultando las acciones de EpS. Además, con el avance de la ciencia ha habido una mejora en el conocimiento de estos factores, se reconoce la multi causalidad y se enfatiza la importancia de los factores sociales y psicológicos, en definitiva el "estilo de vida", en la génesis de los problemas de salud.

El nivel de salud de una comunidad está determinado en un alto porcentaje por el estilo de vida. Si aceptamos que esto es así, cabe preguntarse: ¿qué herramientas tiene el sistema sanitario para influir en las conductas que conforman el estilo de vida?

➤ Las vacunas constituyen hoy en día una de las herramientas más importantes de la Salud Pública, que han permitido conseguir notables mejoras en la salud. Incluso algunas vacunas han conseguido erradicar enfermedades como la viruela. Sin embargo, el sistema inmune no reacciona, que se sepa, frente a las múltiples agresiones contra el normal funcionamiento del organismo generadas por las conductas de riesgo. De forma que la síntesis de vacunas es algo que queda descartado, al menos por el momento.

➢ Las medidas de prevención secundaria, como el diagnóstico precoz a través de la búsqueda activa de casos de HTA, de diabetes, de aterosclerosis, etc., aunque son importantes, se revelan insuficientes puesto que los problemas de salud crónicos, al contrario que los infecciosos, una vez establecidos, son poco susceptibles de modificarse desde una perspectiva únicamente curativa o paliativa.

➢ Tampoco la quimioprofilaxis puede conseguir buenos resultados, si las personas no modifican su conducta. Imaginemos por un momento que existieran productos biológicos o fármacos que neutralizaran totalmente los efectos de las conductas. Yo fumo, pero me tomo una pastilla y ya no actúan los agentes cancerígenos del tabaco. O tengo que preparar un examen y sólo puedo dormir 3 horas al día, pero me bebo una solución y me siento como si hubiera dormido ocho horas y, además no repercute sobre mi salud.

Es evidente que estos ejemplos entran más en la esfera de la magia o los despropósitos que en supuestos científicos. Por tanto, ¿qué nos queda para influir en los estilos de vida?

La EpS, ayudada por medidas ambientales, legislativas, organizativas, etc., en definitiva, la Promoción de la salud es la única arma eficaz que conseguirá evitar los problemas. También, en caso de que aparezcan, la educación a las personas para que se adapten a su nueva situación e impedir que empeoren, resultará un complemento fundamental del tratamiento farmacológico e incluso, en algunas ocasiones, más importante que éste.

Al ser, la EpS, una disciplina muy joven que forma parte integrante de las Ciencias de la Salud desde hace apenas cincuenta años, ha tenido que adaptarse, al igual que ha sucedido con otras disciplinas relacionadas con la salud, a los cambios ocurridos en el patrón de mortalidad y morbilidad, así como a la manera de enfrentarse a la multitud de factores ligados al estilo de vida que condicionan los problemas de salud.

El fundamento de la EpS tradicional lo constituía la concepción biomédica de la salud y la enfermedad, con lo cual su objetivo consistía en prevenir la enfermedad, fundamentalmente infecciosa, como ya hemos visto. La EpS actual se basa en la concepción holística de la salud, que reconoce un peso importante a los factores conductuales como determinantes de la salud, y su objetivo consiste en mantener y promocionar la salud, haciendo hincapié, tanto en las conductas de las personas como en el ambiente.

Los métodos utilizados en el pasado estaban basados en la transmisión de información sanitaria correcta, dando por hecho que si las personas conocían como prevenir la enfermedad iban a poner los medios para hacerlo. Existe la creencia de que oír una conferencia, leer un folleto o ver una película es suficiente para que las personas discurran por el camino de la salud.

Al ser conscientes de que estos métodos no daban resultado, ya que la gente no siempre ponía en práctica la información recibida, se experimentaron métodos motivacionales, que tampoco tuvieron mucho éxito. Para fomentar un estilo de vida sano, es necesario entender que los individuos adoptan sus diversos patrones de comportamiento por la presión del medio social en el que viven.

La familia, la escuela, los iguales, los medios de comunicación de masas, la publicidad, etc. son elementos del proceso de socialización muy importantes que debemos tener en cuenta. Por tanto, los nuevos métodos deberán estar basados en la intervención social, lo cual implica la participación de los individuos y la comunidad, el flujo bidireccional de información entre el educador de salud y la comunidad, y la multiprofesionalidad y sectorialidad.

Tendrán en cuenta, además, la continuidad, la motivación, el factor lúdico, la planificación y la evaluación. En cuanto al lugar, la EpS se solía desarrollar en la consulta médica, ejercida por sanitarios, sobre todo médicos, sin la conveniente formación y entrenamiento, a donde acudía una población enferma, teóricamente más frágil y receptiva.

Con esta población, es posible que resulte eficaz la simple información del riesgo. Por ejemplo, advertir a una persona con infarto que puede volver a repetirse si no deja de fumar. Con el nuevo enfoque, la EpS debe impregnar todo el ambiente, fundamentalmente la escuela. Pero también el hospital, el centro de salud, los lugares de trabajo, los locales públicos, las asociaciones, etc.

La población receptora será tanto enferma como sana, teóricamente más dura, ya que al no padecer ningún problema y no asociar, como hemos visto, las conductas de riesgo con la aparición de los efectos, será mucho más difícil de convencer para que adopte hábitos de vida saludables. Y deberá llevarse a cabo no sólo por sanitarios, sino por múltiples profesionales (trabajadores sociales, psicólogos, sociólogos, ingenieros, abogados, arquitectos, periodistas) y de diversos sectores (economía, agricultura, educación, vivienda, sanidad), convenientemente formados.

Recordemos a este respecto que la OMS declaró que el educador sanitario por excelencia en la escuela es el maestro. Es importante, así mismo, analizar los principales problemas con los que se enfrenta la EpS para desarrollarse adecuadamente.

La formación y los recursos

Los futuros profesionales sanitarios, a pesar de los cambios en los planes de estudio, siguen formándose en el aspecto práctico con una orientación hospitalaria. Es más, nos cuestionamos si merece la pena tanto esfuerzo si, como hemos comentado anteriormente, sólo un 26,2 del total de enfermeras trabaja en APS.

Las posibilidades de trabajo reales para un diplomado en enfermería siguen estando mayoritariamente en el hospital. Los profesionales de los Centros de Salud, no han sido tampoco convenientemente entrenados y, cuando surgen ideas para desarrollar la EpS, siempre se encuentran disculpas como la falta de tiempo, la sobrecarga asistencial, o la falta de recursos económicos, que, muchas veces, son disculpas reales.

El resto de profesionales lo tiene aún más difícil. Tendremos que estructurar medidas formativas que consigan que los arquitectos diseñen viviendas saludables, sin barreras arquitectónicas, que los agricultores no utilicen pesticidas, o los ganaderos hormonas para engordar artificialmente al ganado, etc.

El ambiente social

Es bastante hostil a la Eps puesto que el valor salud no cotiza en nuestro mercado. La salud, al menos en teoría, parece algo importante para las personas. Hemos oído muchas veces aquello de "salud, dinero y amor" como los tres aspectos más valorados por las personas. Sin embargo, las personas se esfuerzan por conseguir dinero y amor y, en cambio, no hacen prácticamente nada en el día a día para conseguir mejores niveles de salud, a no ser que enfermen.

En realidad a la salud se le sigue dando valor en el momento en que se pierde. Además, hay algunas conductas, teóricamente saludables, como el hacer ejercicio físico o el mantener una figura esbelta, que no se hacen por estar más sano sino que forman parte de otro tipo de valores, como los estéticos, muy arraigados en la cultura de la imagen en la que vivimos.

También la legislación y su cumplimiento tienen su importancia puesto que no procura que la opción más fácil sea también la más saludable. Quizá un agricultor no necesite saber que los pesticidas perjudican la salud si recibe subvenciones importantes para realizar cultivos biológicos.

Estas conductas pueden llegar a ser tan obsesivas que consigan hacer enfermar a las personas que las practican. Tenemos un claro ejemplo de lo que decimos en las anorexias sufridas por mujeres adolescentes o los infartos en ejecutivos modernos que practican squash. Muchos de los valores actuales son fomentados por la publicidad, que induce a consumir determinados productos, la mayor parte de las veces nocivos, para conseguir esos valores.

Elementos de apoyo
A la hora de plantearnos un efectivo programa de Educación para la Salud, debemos tener en cuenta apoyarlo en:
- Las ciencias de la salud.
- Las ciencias del comportamiento.
- Las ciencias de la educación.
- Las ciencias de la comunicación.

Las ciencias de la salud
Cuando hablamos de salud queremos reunir la concepción holística o global del bienestar físico, mental, espiritual y social de la persona. Las conductas que nos permiten mejorar la salud se estudian a través de tres sectores de la salud: la promoción de la salud, la prevención de los problemas de salud y el tratamiento de los problemas de salud.

Estos sectores corresponden a distintas ciencias de la salud: medicina tradicional, medicina alternativa, nutrición, fisioterapia, ergoterapia, odontología, salud comunitaria, ciencias de la enfermería, ciencias sociales, etc. En general, la promoción de la salud pretende aumentar los determinantes de la salud (modo de vida y entorno saludables), la prevención pretende detener las causas de los problemas de salud, y el tratamiento pretende recobrar la salud.

Las ciencias del comportamiento

Nos ayudan a buscar el porqué de las conductas. La psicología estudia el comportamiento individual, y la sociología analiza el comportamiento en grupo de las personas, según el rol que deben desempeñar dependiendo de la familia o grupo al cual pertenezcan. La antropología pone el acento en el modo de vida, la cultura o la subcultura de los individuos. Estas ciencias nos aproximan a la manera en que se modifican las conductas.

Las ciencias de la educación

Podemos diferenciar la pedagogía de la andragogía. Esta base teórica nos permite comprender y entender el aprendizaje y nos familiariza con los distintos métodos educativos. Nos ayuda enormemente a facilitar el aprendizaje de las conductas.

Las ciencias de la comunicación

Es esencial conocer el proceso de comunicación en educación para la salud. Las variables importantes de la fuente, las distintas formas del mensaje, los distintos artefactos (ruidos) del medio y las distintas formas de recibir el mensaje son herramientas de análisis y de intervención útiles cuando se utiliza cualquier método de aprendizaje. Las ciencias de la comunicación nos permiten comprender cómo se comunican las personas.

TEMA 3

ALIMENTACIÓN Y SALUD

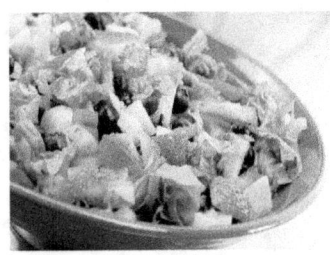

Introducción

La alimentación es el conjunto de actividades y procesos por los cuales tomamos alimentos del exterior, portadores de energía y sustancias nutritivas necesarias para el mantenimiento de la vida. De todos los elementos contenidos en los alimentos hay unos 40 de los que el ser humano tiene dependencia absoluta y, por eso, se llaman **nutrientes esenciales**, ya que el organismo no los puede sintetizar.

Para que todas las sustancias nutritivas presentes en los alimentos sean aprovechables, deben sufrir una serie de cambios: digestión, absorción y metabolismo.

Aunque el conocimiento sobre la relación dieta-salud ha estado, a lo largo de la historia de la humanidad, muy vinculada al saber médico e incluso al saber popular, las conexiones concretas han sido claramente especulativas hasta el siglo XIX. Cuando Lavoisier estableció que el organismo obtenía la energía para vivir a través de la oxidación de los alimentos y Magendie demostró que las proteínas eran esenciales para la vida, la ciencia empezó a ser fundamental en la nutrición.

Durante el siglo XIX e incluso la mitad del siglo XX, la observación médica y la experimentación animal y bioquímica han ido demostrando la relación causa efecto entre alimentación y salud, sobre todo en lo que respecta a las carencias, es decir, las enfermedades por desnutrición calórica, desnutrición proteica, desnutrición mixta y enfermedades carenciales, es decir, causados por deficiencia de ingesta de alguno de los nutrientes esenciales, vitaminas o minerales. Fue en 1.958 cuando se descubrió la última vitamina: la B12 o cianocobalamina.

Pero, por encima de los problemas carenciales, se ha ido tomando conciencia de la importancia de la alimentación en la prevención de algunas enfermedades. La complementariedad de diversas disciplinas: estudios experimentales en animales, estudios clínicos, bioquímicos, biológicos y epidemiológicos, junto con el análisis de las condiciones culturales, sociales, económicas, agrícolas y tecnológicas de las poblaciones, están permitiendo conocer interesantísimas relaciones entre composición de la dieta, presencia y cantidad de algunos nutrientes (macro o micronutrientes) y de otros elementos contenidos en los alimentos no considerados hasta ahora esenciales, sobre la aparición de enfermedades o la aceleración de fenómenos propios del discurrir de la vida humana, como el envejecimiento.

En la última década del siglo XX, la eclosión de conocimientos al respecto fue muy notable, de manera que permitió conocer con mucho más detalle algunas de las relaciones entre alimentación, nutrición y salud. Así pues, mucho más allá del *marasmo*, del *beriberi* o del *escorbuto*, se conocen en este momento apasionantes relaciones entre la ingesta de algunos antioxidantes y la prevención de algunos cánceres, entre la composición de la dieta y la adquisición de una adecuada masa ósea, la influencia de ciertos tipos de fibra en la alimentación sobre la aparición de enfermedades intestinales o neoplásicas, el tipo de grasa y la enfermedad cardiovascular, etc. Es muy probable que este conjunto de conocimientos posibilite en las próximas décadas "vivir más y mejor".

Nutrición y crecimiento
El crecimiento es un fenómeno biológico complejo, que precisa de un aporte continuo de energía y nutrientes. Consiste fundamentalmente en un aumento de la masa corporal, que se acompaña de un proceso de remodelación morfológica y de maduración funcional.

La talla final, que será proporcional al peso en ausencia de obesidad, que un individuo concreto llega a alcanzar, no depende de un factor único, sino que están implicados varios condicionantes. El primero de ellos es genético: la dotación cromosómica que heredamos de nuestros padres contiene la programación de nuestras posibilidades de desarrollo, y este condicionamiento es, hoy por hoy, un límite que no se puede rebasar. La herencia o control genético es complejo, y se realiza a través de lo que conocemos como mecanismo poligenico.

Las posibilidades genéticas se ven moduladas por una serie de factores ambientales. El más importante es la nutrición, pero también influyen el estado de salud, el entorno afectivo, el ambiente socioeconómico, el clima, etc. Los factores hormonales, entre ellos el más importante la hormona de crecimiento (GH), actúan como coordinadores o reguladores indispensables del proceso.

La alimentación es tan importante, ya desde el estado intrauterino, que podemos afirmar, en líneas generales, que "a igualdad de potencialidad genética, y en ausencia de enfermedad, es la cantidad, calidad, proporción y equilibrio de los nutrientes ingeridos y aprovechados, lo que determina la talla final de un individuo". Así, si un niño con una buena potencialidad genética se ve sometido a graves carencias nutricionales, no podrá alcanzar la talla esperada, a no ser que dichas carencias actúen en un periodo muy breve de tiempo, en cuyo caso la determinación genética tenderá a hacerle recuperar lo perdido.

Algunos de los factores ambientales citados antes influyen en el crecimiento a través de modificaciones en el estado nutricional. Las infecciones gastrointestinales y respiratorias, las situaciones de mala absorción, las enfermedades crónicas como el asma, la insuficiencia renal, o las cardiopatías cianógenas, comprometen la talla por mecanismos diversos, pero con participación de factores nutricionales.

A la inversa, un deficiente estado de nutrición altera la inmunidad y favorece la aparición de infecciones.

La influencia de los factores económicos, sociales, y psicológicos es ejercida también, al menos parcialmente, a través de los cambios alimentarios y nutricionales que comportan.

Periodos de crecimiento en la infancia
Aunque el crecimiento es un fenómeno continuo, el ritmo o velocidad y los cambios cualitativos y madurativos son diferentes en las distintas etapas de la vida. Desde el nacimiento pueden separarse tres periodos con distintos patrones de crecimiento, y por tanto, distintas necesidades nutricionales

Etapas de crecimiento infantil

➢ Primera infancia
Comprende los dos primeros años de vida y se caracteriza por ser un periodo de **crecimiento rápido** que va desacelerándose progresivamente. La talla aumenta un promedio de 18 cm. en el primer año y 10 cm en el segundo; paralelamente existe un incremento de peso de 7 Kg. y 2,5 Kg. respectivamente.

Los parámetros antropométricos varían también ampliamente. Destaca el gran aumento del perímetro craneal, como reflejo del desarrollo del sistema nervioso central, y el **estiramiento** de los miembros inferiores. A nivel tisular se produce un aumento de grasa corporal, proteínas y minerales y una disminución de la proporción del agua.

Hay que vigilar estrechamente la alimentación para que se cubran las enormes necesidades energéticas, con relación al peso, se aporten equilibradamente vitaminas y minerales y se adecuen a la limitada capacidad digestiva y metabólica del niño.

Es un periodo en el que el riesgo de malnutrición es elevado. Durante los 4 a 5 primeros meses de vida sólo existe un alimento capaz de cubrir estas exigencias: la leche humana.

La transición a la alimentación variada debe hacerse de una manera prudente e individualizada en torno a los 5-6 meses. La intolerancia a la leche y la introducción de otros alimentos son dos de los problemas más importantes y frecuentes de este periodo.

➢ Periodo preescolar y escolar
Entre los tres años y la aparición de la pubertad se mantiene un ritmo de **crecimiento** mucho más lento y **estable**, con cierta tendencia, incluso, descendente. La talla aumenta de 5 a 7 cm por año; la ganancia de peso, en cambio, sigue siempre una curva ascendente, dentro de unos márgenes estrechos que oscilan entre 2,5 y 3 Kg por año

Las necesidades de energía para el crecimiento disminuyen muchísimo en comparación con el periodo anterior: basta con un 1% de las calorías ingeridas para que el ritmo de crecimiento se mantenga adecuadamente, en comparación con casi un 50% del periodo anterior.

Por tanto, es una etapa de crecimiento poco vulnerable, en la que los retrasos de crecimiento son, en ausencia de enfermedad, pocos frecuentes. Sin embargo, este periodo reviste interés por otros motivos:

- Es en esta época de la vida cuando se adquieren los hábitos alimentarios de los que dependerá, posteriormente, el estado de salud.

- Debido a que los requerimientos de energía y proteínas son menores, aparece un riesgo real de obesidad. Es muy importante recordar que casi todos los niños, hacia los 2 ó 3 años, atraviesan una fase de menor apetito, en relación con la menor necesidad energética. Es un hecho fisiológico que para algunos padres supone un motivo de preocupación y agobio que desencadenan verdaderas "batallas campales" en el momento de comer, con el consiguiente riesgo de rechazo de los alimentos por parte del niño.

- Es en este período cuando se escogen las pautas de alimentación. Actualmente se asiste a un fenómeno de "americanización" de la dieta (exceso de proteínas y grasa, defecto de hidratos de carbono y fibra) que muchos escolares adoptan (con la permisividad de los padres), en respuesta más a criterios puramente consumistas que a criterios de salud. Conviene actuar para contrarrestar esta tendencia.

➤ Periodo puberal

La pubertad es un periodo caracterizado por **importantes cambios somáticos del organismo**, cuantitativos y madurativos, que coinciden con la maduración sexual. La masa corporal casi se duplica y la composición del organismo cambia. Las necesidades energéticas, de micronutrientes y, sobre todo, de las proteínas aumentan extraordinariamente, hasta ser probablemente en términos cuantitativos las mayores de la vida.

El aporte de proteínas debe suponer el 15-20% del total de calorías ingeridas, en comparación con un 6% y un 12% de los periodos anteriores. Esta variación en los requerimientos de proteínas se explica por las enormes necesidades que conlleva el estirón puberal. En la primera infancia y el periodo escolar los requerimientos de proteínas se cubren fácilmente con sólo asegurar las calorías que deben consumirse.

Sin embargo, en esta etapa, las proteínas pueden ser el nutriente limitante del crecimiento. En nuestro medio, donde la cantidad de proteínas está más que asegurada, pueden ser otros, como la carencia de determinadas vitaminas o el déficit de algún oligoelemento, por ejemplo el zinc o el hierro, los responsables de que disminuya la velocidad de crecimiento.

La pubertad va seguida de una serie de cambios psicológicos y psicosociales (adolescencia) que también influyen en la alimentación con frecuentes perturbaciones de los hábitos alimentarios adquiridos en el periodo escolar.

Problemas nutricionales de las sociedades desarrolladas

La producción mundial alimentaria es suficiente para proporcionar una dieta adecuada a todos los habitantes del planeta. Pero a pesar de ello hay notables diferencias entre los países desarrollados y los países en vías de desarrollo en cuanto a la oferta y consumo de alimentos.

En los países pobres, debido al déficit parcial o total de nutrientes por la escasez alimentaria, la malnutrición energético-protéica es la causa más frecuente de hipocrecimiento. Las principales causas de muerte y la patología dominante en dichos países están directamente relacionadas con el consumo de dietas de valor calórico insuficiente y bajo contenido de nutrientes específicos.

Debe recordarse que la malnutrición, con independencia de otros condicionantes, es en la actualidad un problema universal que incide sobre todo en los países pobres y en estratos específicos poblacionales de los países ricos.

La sobrealimentación, característica de los países industrializados o desarrollados, se relaciona actualmente con el incremento de enfermedades cardiovasculares, obesidad, neoplasias, caries e incluso con otras enfermedades que, presentándose en forma de trastornos psicológicos y anomalías del comportamiento ocasionan problemas muy graves de salud, como es el caso de los trastornos del comportamiento alimentario (anorexia nerviosa y bulimia). Todas ellas constituyen las enfermedades de la sociedad de la abundancia.

Enfermedades cardiovasculares

La causa más frecuente de reducción de riego sanguíneo es la *arteriosclerosis*, que consiste en un depósito de lípidos (que puede empezar ya en la infancia), sobre todo colesterol y ésteres de colesterol, en la pared arterial, una infiltración de leucocitos y una hipertrofia e hiperplasia (aumento de número y tamaño) de las fibras musculares lisas de la pared vascular.

Con el tiempo, estas lesiones crecen, se calcifican y se endurecen, con lo que disminuye la luz del vaso arterial afectado comprometiendo así la irrigación del tejido, pudiendo llegar un momento en el que el estrechamiento sea tan importante que aquél tejido no reciba la cantidad de sangre necesaria y muera.

Estudios epidemiológicos vienen demostrando la relación entre dieta, niveles plasmáticos de lípidos y arteriosclerosis. Los factores más implicados son, por este orden: La grasa saturada, la grasa total de la dieta, el colesterol de la dieta, las calorías totales, la fibra dietética y los *antioxidantes*, aunque evidentemente otros factores no dietéticos influyen mucho en la aparición de dicha patología como la hipertensión arterial, la diabetes, el consumo de tabaco, el estrés, etc.

Desde hace décadas se ha ido poniendo de manifiesto los niveles elevados de colesterol de los niños debido a algunos alimentos, tomados habitualmente por los niños y jóvenes como golosinas, meriendas y snacks ("chucherías") que son muy ricos en grasa saturada y a veces en colesterol.

Neoplasias

En los países industrializados el cáncer causa el 25% de las muertes y se considera que el 40% de los cánceres en hombres y el 60 % de las mujeres, pueden ser atribuidos a la dieta. Los cánceres de mama, colon y próstata, son más frecuentes en los países desarrollados. El riesgo de su aparición se ha relacionado fundamentalmente con el consumo de grasa saturada y con el consumo de carne y derivados.

Las dietas ricas en frutas frescas y vegetales (fundamentalmente vegetales crudos) son protectoras contra diversas neoplasias de origen epitelial, principalmente las del tracto respiratorio superior y los digestivos. Un 87% de estudios epidemiológicos realizados en las últimas décadas, encuentran una asociación positiva debida quizás a bastantes factores

✓ Las frutas y los vegetales contienen sustancias con efecto antitumoral, como son algunas vitaminas, *betacaroteno,* vitamina C, vitamina E, la fibra, algunos minerales como el selenio y otras sustancias como los glucosinolatos, los indoles, los isotiocianatos, los flavonoides, los fenoles, los inhibidores de proteasas y los esteroles. Las propiedades antitumorales de estas sustancias se deben a distintos mecanismos de acción tales como:
   - Detoxificación de enzimas, efecto *antioxidante,*
   - Inhibición de formación de *nitrosamina,*
   - Fijación y dilución de los *carcinógenos* en el tracto digestivo.
   - Alteración del metabolismo hormonal, etc.

✓ La ingesta elevada de frutas y verduras, se asocia con menor consumo de grasas, proteínas y otros nutrientes. Las crucíferas (col, coliflor, etc.) están entre los alimentos con un mayor efecto protector ante el cáncer. Las preferencias por estos vegetales pueden estar codificadas genéticamente. Esto podría explicar algo las diferencias individuales que existen en cuanto a la aceptación o rechazo de estos alimentos, así como la distinta prevalencia de los cánceres de origen alimentario.

Diabetes tipo 2
La *diabetes mellitus* tipo 2, o no insulinodependiente, constituye el subtipo más frecuente de diabetes (aproximadamente el 80% de todos los casos) y su prevalencia oscila entre el 3 y el 5% de la población en nuestro entorno.

En los países en vía de desarrollo se está observando un incremento notable de la prevalencia de *diabetes mellitus*, coincidiendo con la rápida modernización y los nuevos estilos de vida.

Es sorprendente comprobar que determinadas poblaciones autóctonas, como tribus de indios, aborígenes o esquimales, con baja frecuencia de diabetes en su entorno habitual, alcanzan, al occidentalizarse, frecuencias de esta enfermedad en torno al 40% de la población, y es que, probablemente, razas con una capacidad de almacenamiento de energía muy desarrollada debido a siglos y siglos de carencias alimentarias, en un entorno de gran disponibilidad de alimentos muy energéticos y muy grasos desarrollan obesidad con mucha facilidad, y la obesidad aumenta de forma importante el riesgo de desarrollar diabetes tipo 2.

La relación dieta/diabetes va más allá de la influencia en su aparición, porque una vez contraída la enfermedad, su evolución también se ve condicionada por los hábitos alimentarios.

Obesidad
La obesidad representa actualmente un problema de salud en los países desarrollados, o incluso en determinados colectivos de países que están en vías de desarrollo o, en lo que se ha dado en llamar, de economía transicional. Se calcula que hay unos 300 millones de obesos en el mundo.

La obesidad, independientemente de factores genéticos, se produce como consecuencia de una ingesta calórica excesiva y de inactividad física. La variedad alimentaria así como la alta densidad energética de los alimentos de que hoy disponemos, hacen que la alimentación actual sea hipercalórica, lo que junto al **gran sedentarismo** de nuestra sociedad facilita enormemente el acumulo de grasa. Es importante promocionar el ejercicio físico desde la infancia, para atenuar este efecto.

La obesidad es un factor de riesgo importante para la diabetes, la hipertensión arterial, la enfermedad coronaria, la enfermedad cerebrovascular, las enfermedades de la vesícula biliar, gota, artrosis y algunos tipos de cánceres. La duración y el reparto de la grasa corporal influyen en la presentación de estas enfermedades. El reparto central (obesidad en forma de manzana o androide) tiene mucha mayor repercusión sobre la aparición de los trastornos metabólicos y cardiovasculares que la obesidad periférica o ginoide.

Prevalencia de la obesidad infantil
El estudio de la prevalencia de la obesidad infantil se encuentra con un problema importante, que es la no existencia de un criterio universalmente aceptado para definir la adiposidad. Aunque el empleo del Índice de Masa Corporal (IMC), para su diagnóstico se va generalizando, las diferencias de metodología que se encuentran en los distintos trabajos dificultan extraordinariamente los estudios comparativos y pueden explicar algunos resultados discordantes.

Reflejado el carácter dinámico del proceso de crecimiento en el niño, el IMC cambia a lo largo del desarrollo, de tal forma que asciende rápidamente en el primer año de vida, cae hasta la edad de 6 años, para volver a ascender hasta la vida adulta, en la que permanece estable. Por este motivo, y al contrario de lo que ocurre en el adulto, en el niño no puede utilizarse un punto de corte que diagnostique la obesidad y se precisan curvas de referencia del IMC, siendo lo óptimo que cada población tenga sus datos de referencia específicos construidos mediante métodos normalizados.

En países desarrollados encontramos una prevalencia de obesidad en la edad escolar del 7,6% en niños franceses, del 13,4% en italianos, del 3,6 al 4,3% en finlandeses y del 10,8% en niños norteamericanos.

Trastornos del comportamiento alimentario
En nuestra sociedad se produce una enorme tensión causada por tres tipos de mensajes contradictorios, en relación con la estructura corporal:

mensaje médico, mensajes estéticos y mensajes gastronómicos. La abundancia de alimentos, algunos muy atractivos, junto con el "mandato" social de tener que ser delgado, para ser aceptado, crea situaciones internas muy conflictivas que conducen a personas predispuestas (la adolescencia es un periodo crítico) a desarrollar un trastorno del comportamiento alimentario.

En efecto, la coexistencia en el mundo desarrollado de una superabundancia de alimentos muy sabrosos y de enorme densidad calórica, con un modelo dictatorial de belleza (mujeres extremadamente delgadas) crea unas tensiones a los individuos más vulnerables que pueden abocar en el desarrollo de un trastorno de la conducta alimentaria. De hecho, en EEUU el 27% de las jóvenes de peso normal y el 10% de los jóvenes varones están haciendo dieta porque no se encuentran suficientemente delgados.

Los síndromes más conocidos como trastornos de la conducta alimentaria son: la anorexia y la bulimia, aunque el especialista en nutrición que explora este campo se encuentra con que muchos de los trastornos del comportamiento alimentario son mixtos, o no se incluyen dentro de estas categorías tan precisas.

Anorexia nerviosa

La Clasificación Internacional de Enfermedades (CIE 10) en el capítulo de trastornos mentales y del comportamiento, establece la siguiente definición para la anorexia nerviosa: "Trastorno caracterizado por la presencia de una pérdida deliberada de peso, inducida o mantenida por el mismo enfermo".

El diagnóstico diferencial en la anorexia nerviosa debe plantearse con otras enfermedades que causan pérdida de peso importante, como procesos malignos, enfermedad inflamatoria intestinal, infecciones crónicas u otros trastornos psiquiátricos: depresiones severas, etc. Es una enfermedad que afecta fundamentalmente a mujeres, 9 de cada 10 durante la pubertad. La prevalencia se sitúa en el 0,5-1% de mujeres entre 14 y 25 años.

Debido a la pérdida voluntaria de peso por la restricción y/o hábitos purgativos, las pacientes llegan a un estado de desnutrición calórica severa, en la que hay manifestaciones y signos de desnutrición a nivel de todos los sistemas biológicos: endocrino, gastrointestinal, cardiovascular, renal, óseo y hematológico.

Bulimia
Aunque el exceso de comida y la práctica del vómito son muy antiguos, hasta 1.980 no se identificó la bulimia como una enfermedad causante de trastornos fisiológicos, a veces graves, y motivado por trastornos psíquicos identificables.

La prevalencia, según algún estudio realizado entre jóvenes de edad escolar, alcanzaba rango de epidemia, pero los estudios más rigurosos aplicando criterios diagnósticos con precisión, dan una prevalencia del 2 al 3% de mujeres en edad de riesgo. Aunque en la etiología están indudablemente implicados factores de personalidad y elementos ambientales, también es cierto que existe una predisposición genética aún poco conocida.

Enfermedades esqueléticas
La desmineralización ósea u osteoporosis provoca que el hueso sea más susceptible a fracturarse. Esta enfermedad aumenta con la edad, especialmente en mujeres tras la menopausia. Probablemente, el hecho de no haber adquirido una adecuada "masa ósea" en la adolescencia (por ingestas de calcio deficitarias) favorece la osteoporosis a partir de los 40 años.

Los factores relacionados con el desarrollo de la osteoporosis son: La ingesta de calcio y fosfatos, el aporte de vitamina D (a través de la dieta o mediante la exposición solar), el consumo de proteínas y de sodio y el balance calórico total. Otros factores que pueden reducir el riesgo de osteoporosis son el ejercicio físico, el descenso de consumo de tabaco y alcohol y, en algunos casos, el tratamiento hormonal. La mejor prevención de la osteoporosis y sus consecuencias es la ingesta óptima de calcio (1200 mg/día) y el ejercicio físico durante la edad juvenil.

Enfermedad oral (caries)

La caries dental es la enfermedad más frecuente en los países desarrollados, afectando a un 80% de la población escolar. La fermentación bacteriana de los azúcares presentes en los alimentos genera diversos ácidos que producen una desmineralización progresiva del esmalte dentario. El consumo frecuente de azúcares, especialmente de sacarosa, favorece la formación de la placa dental, elemento clave que predispone a la caries y a las enfermedades periodontales.

Alergias alimentarias

Aunque no son enfermedades claramente en relación con los hábitos alimentarios, el aumento de su prevalencia justifica su mención. La incidencia de alergia alimentaria es de un 0,3-20% en niños y 1-3% en adultos. Los síntomas son: dificultad respiratoria, sarpullido en la piel, náuseas, vómitos, diarrea, calambres intestinales... Casi cualquier alimento puede causar alergia pero los más frecuentes son: leche, huevos, trigo, pescado, chocolate, las fresas y las naranjas

El mecanismo que se produce es una hipersensibilidad causada por una reacción inmunológica a "sustancias" específicas de un alimento (al contrario de intolerancia alimentaria que es por un mecanismo no inmunológico), generalmente la proteína o sustancias proteicas ("alérgenos").

La alergia es más frecuente en niños pequeños, cuando se es mayor hay menos incidencia. Esto tiene relación con que los recién nacidos están desarrollando el tracto gastrointestinal. Incluso algunos recién nacidos pueden ser alérgicos a la leche materna. Cuando un niño es alérgico a un alimento aumenta el riesgo de padecer otro tipo de alergias, ejemplo los cacahuetes y el chocolate.

El tratamiento de la alergia alimentaria es evitar el alimento que la produce. Si hay antecedentes familiares es mejor prevenir retrasando la introducción del posible alérgeno.

La dieta equilibrada

La nutrición es el conjunto de procesos mediante los cuales el ser vivo utiliza, transforma e incorpora en sus propias estructuras las sustancias que recibe del mundo exterior con el objetivo de obtener energía, construir y reparar las estructuras orgánicas, y regular los procesos metabólicos. Estas sustancias, llamadas nutrientes se encuentran en los alimentos: proteínas, carbohidratos, lípidos, vitaminas, minerales, elementos traza, y agua.

El ser humano necesita para vivir energía (calorías), agua, y de unos cuarenta a cincuenta nutrientes: de 8 a 10 aminoácidos esenciales obtenidos de las proteínas, ácidos grasos esenciales, carbohidratos, trece vitaminas y dieciocho elementos de la tabla periódica, además del hidrógeno, carbono, nitrógeno y oxígeno, todo ello obtenido de los alimentos.

Ingestas recomendadas

Los aportes dietéticos recomendados (RDA) (Recommended Dietary Allowances), son definidos como "los niveles de ingesta de nutrientes esenciales considerados adecuados para satisfacer las necesidades nutricionales de la totalidad de las personas sanas, con actividad física moderada, a la luz de los conocimientos científicos del momento".

Fueron establecidas por primera vez en EEUU en 1941, y son revisadas periódicamente. Las RDA (Recommended Dietary Allowances) permiten valorar y planificar la alimentación de grupos poblacionales

Existen grandes variaciones intra e interindividuales en dichas necesidades. Por ello, las cifras se establecen calculando la necesidad media y añadiendo dos desviaciones estándar, de forma que las ingestas sean seguras para el 97.5 % de la población.

Necesidades energéticas

La persona sana mantiene relativamente constante su peso corporal y el estado de las reservas energéticas, en función, principalmente, de su comportamiento alimentario que, si es normal, tiende a ingerir la misma cantidad de energía que gasta. El comportamiento alimentario a su vez depende de un sistema biopsicosocial complejo.

El gasto energético cotidiano es la suma de:

> **El gasto basal** de la persona en reposo (1.100-1.600 Kcal para adultos). Son las necesidades calóricas para el mantenimiento de las funciones básicas del organismo.

> **El gasto por actividad.** Este se relaciona con el trabajo muscular y es extremadamente variable oscilando entre 500 y 1500 Kcal.

> **El gasto por crecimiento.** Oscila entre 100 y 300 Kcal día

> **El gasto energético adaptativo**, llamado también termogénesis adaptativa, influido por la alimentación y la genética, pero poco importante desde el punto de vista cuantitativo.

Proteínas

Componentes básicos estructurales celulares; constituyen además la mayor parte de los sistemas enzimáticos, estructuras cromosómicas, sistema inmune y mecanismos de comunicación neuro hormonal. Su ingesta en una cantidad mínima es imprescindible para la vida, en la medida en que no podemos sintetizar los aminoácidos llamados esenciales (muchos de los considerados no esenciales lo son en situaciones fisiológicas como crecimiento, vejez..., o ante la presencia de enfermedades). El organismo humano no posee un "reservorio proteico" como tal.

Las necesidades de un adulto sano y sedentario son de aproximadamente 0.8-1 g/kg. de peso y día. Al menos el 50% de las proteínas ingeridas deben ser de origen animal, más ricas en aminoácidos esenciales El resto se debe completar con proteínas de origen vegetal, las cuales presentan la ventaja de ser pobres en grasas saturadas y colesterol (20 g de proteínas se contienen en 100 g de carne = 100 g de pescado = 1 + huevo mediano = 80 g de legumbre en crudo = 100 g de frutos secos = 75 g de pasta = 250 g de arroz = 200 g de pan). La ingesta de proteínas produce mayor saciedad que el del resto de nutrientes (el doble que el consumo de grasas por ejemplo), y en su utilización y metabolismo se "consume" hasta el 34 % de la energía que aporta

Carbohidratos

La ingesta diaria de hidratos de carbono recomendada a un adulto sano y sedentario es de 3-5 g/kg. de peso y día, es decir unos 200-300 gramos/día. Existen 2 tipos de hidratos de carbono en los alimentos:

■ Simples. Son los mono y disacáridos de sabor dulce y de rápida absorción intestinal. Los azúcares refinados no deben representar más del 10-15 % del total energético (equivalente a 8-10 terrones de azúcar de 5 g).

■ Polisacáridos. De sabor escasamente dulce y de absorción intestinal más lenta. El almidón es el más abundante.

Lípidos

Grupo heterogéneo de moléculas complejas cuya característica común es la insolubilidad en el agua. Constituyen el nutriente energético por excelencia, pero tienen otras funciones metabólicas y estructurales vitales:

✓ Vehiculizar ácidos grasos esenciales (linoleico, linolénico y araquidónico) y vitaminas liposolubles.

✓ Ser precursores de sustancias como las prostaglandinas, endoperóxidos, prostaciclinas, tromboxanos, hormonas y sales biliares.

✓ Ser componentes estructurales de membranas celulares, tejido nervioso, etc.

✓ Constituir la forma de almacenamiento de energía del organismo. Los lípidos alimentarios principales son los triglicéridos, fosfolípidos y esteroles sobre todo el colesterol, cuya estructura molecular es básica para la síntesis de muchas hormonas.

Los triglicéridos, formados por la asociación de glicerol y tres ácidos grasos, son los componentes de las grasas naturales de la dieta. Según el grado de insaturación (dobles enlaces) de estos ácidos grasos, y la longitud de su cadena (número de átomos de carbono), los triglicéridos de la alimentación presentarán diferentes propiedades:

Los ácidos grasos saturados (sin dobles enlaces) más importantes son: el butírico (8:0), laúrico (12:0), mirístico (14:0), palmítico (16:0) y esteárico (18:0). Todas las grasas de origen animal (manteca, mantequilla, tocino, embutidos, grasa de la carne…) son ricas en ellos, lo que les confiere la consistencia sólida, pero algunas grasas vegetales, como la de coco y palmito también lo son. Mirístico y palmítico son los más aterogénicos (los que más favorecen la arteriosclerosis).

Los ácidos grasos poliinsaturados (varios dobles enlaces) de los alimentos pertenecen fundamentalmente a dos series:

a) Omega 6 (cuando el primer doble enlace está en sexta posición) cuyo principal representante es el ácido linoleico (esencial), que se encuentra en los aceites de semillas (girasol, maíz, etc.). Los dobles enlaces pueden oxidarse ("enranciarse"), y también saturarse en presencia de hidrógeno y un catalizador, cambiando su configuración a la forma trans y adquiriendo la consistencia sólida. Por mecanismo de saturación se obtienen las margarinas.

b) Omega 3: los pescados, principalmente los azules (atún, bonito, caballa, sardina, etc.), tienen ácidos grasos poliinsaturados esenciales omega-3 (primer doble enlace en posición 3). Los representantes más abundantes de esta serie son el linolénico (18:3), docosahexaenóico (22:6) y el eicosapentaenóico (20:5). Son hipotrigliceridemiantes y poseen una acción antiagregante y vasodilatadora. Recientes investigaciones empiezan a cuestionar el excesivo consumo de ácidos grasos poliinsaturados por su acción prooxidativa.

El ácido graso monoinsaturado más abundante es el ácido oleico, presente en el aceite de oliva, y en menores cantidades en otros alimentos como el huevo y la carnede cerdo. El aceite de oliva ejerce modificaciones interesantísimas en el perfil lipídico: disminución del *colesterol LDL*, con mantenimiento y/o ascenso del *HDL*, disminución de la oxidabilidad de las partículas lipoproteicas y disminución de la agregabilidad.

Resiste temperaturas más elevadas sin alterar su composición y, en consecuencia es el más indicado para cocinar y sobre todo freír. Actualmente se recomienda el aceite de oliva (preferiblemente virgen) para la prevención de la enfermedad cardiovascular. Las grasas son un gran motivo de preocupación en la sociedad actual, donde la obesidad y las enfermedades derivadas de la misma (hipertensión arterial, diabetes mellitus, enfermedad cardiovascular, etc.), cada vez son más prevalentes.

Las grasas son el nutriente de más rendimiento energético: no sólo son menos saciantes y más "sabrosas", también se pierde sólo un 4 % de las ingeridas, en la termogénesis consumen el 9 % únicamente y el trabajo metabólico para almacenarlas es muy pequeño (4 %).

Concepto de dieta equilibrada

La dieta está constituida por el conjunto de sustancias que ingerimos habitualmente y que nos permiten mantener un adecuado estado de salud y una capacidad de trabajo.

Una dieta cuantitativamente es correcta cuando aporta la energía adecuada, permite el mantenimiento o consecución del peso ideal y aporta todas las vitaminas y minerales en cantidades no inferiores a 2/3 de las RDA. (Recommended Dietary Allowances) La contribución porcentual de macronutrientes a las calorías totales debe ser:

- 50- 55 % carbohidratos.
- 30-35% grasas. (15-20 % monoinsaturadas).
- 10-15 % proteínas.

Los siete grupos de alimentos
No existe alimento alguno que contenga todos los nutrientes esenciales. El trigo y la harina integrales carecen de vitaminas A, B12, C y D, y contienen muy poco calcio. Sin embargo poseen mucha fibra dietética.

La ternera contiene muy poco o casi nada de calcio, vitaminas A, C, D, y fibra pero posee hierro y vitamina B12. Al tomar los dos grupos de alimentos, recibimos los elementos procedentes de ambos, pero necesitamos añadir cítricos o ensaladas que aporten la vitamina C, y leche o queso que contienen vitamina D y calcio. Así, combinándose se completan los aportes de los cuatro grupos de alimentos.

En EEUU y Canadá se recomienda ingerir más de una ración diaria de cada uno de los cuatro grupos:
1) Grupo del pan y los cereales.
2) Grupo de la carne, pescado y aves.
3) Grupo de frutas y verduras.
4) Grupo de lácteos.

En España, y desde el programa de Educación en la Alimentación y Nutrición (EDALNU), se adoptó un modelo basado en 7 grupos de alimentos:
● Grupo 1: leche y derivados: quesos y yogur.
● Grupo 2: carne, huevos y pescado.
● Grupo 3: patatas, legumbres y frutos secos.

- Grupo 4: verduras y hortalizas.
- Grupo 5: frutas.
- Grupo 6: pan, pasta, cereales, azúcar y dulces.
- Grupo 7: grasas, aceite y mantequilla.

Según la función que cumplen en el organismo, los alimentos se clasifican en:

- Alimentos plásticos o formadores son aquellos ricos en sustancias imprescindibles para la formación y mantenimiento de nuestra estructura: proteínas y calcio: Grupos 1 y 2. También son ricos en general en hierro, zinc, vitaminas A, D y vitaminas del grupo B.

- Alimentos energéticos son los ricos en sustancias energéticas: Grupos 3, 6 y 7 = Cereales y derivados, legumbres, patatas y grasas. Aportan hidratos de carbono (3 y 6) algo de proteínas y lípidos (grupo 7).

- Alimentos reguladores son aquellos ricos en vitaminas y minerales, imprescindibles para que tengan lugar las reacciones químicas del metabolismo: Grupos 4 y 5 = verduras, hortalizas y frutas, ricos en vitaminas C, Betacaroteno y fibra dietética.

Una dieta equilibrada debe aportar:
  ✓ 4-6 raciones/día de alimentos de los grupos 3 y 6.
  ✓ 2-4 raciones/día del grupo 4.
  ✓ 2-3 raciones del grupo 5.
  ✓ 2-3 raciones del grupo 1.
  ✓ 2-3 raciones del grupo 2.
  ✓ 40-60 gramos de grasa.

No basta con tomar diariamente raciones del mismo alimento de cada grupo sino que hay que variarlos por dos razones:
1) Los nutrientes característicos de cada grupo varían mucho entre los alimentos del mismo.

2) Las toxinas y contaminantes naturales se distribuyen en todos los grupos. Cuanto más variada sea la alimentación, menor será la posibilidad de que se tomen en cantidades dañinas.

La pirámide de la alimentación

Es la representación gráfica de las raciones recomendadas diariamente de cada grupo de alimentos. Es la mejor guía cualitativa y en ella queda patente que la base de la alimentación son los cereales, tubérculos, hortalizas y legumbres (carbohidratos) junto con la leche y derivados.

Las proteínas animales fuera de los lácteos se recomiendan procedentes de pescado, carnes blancas y huevos. Las carnes rojas y el hígado, deben estar presentes sólo con frecuencia semanal/quincenal.

La dieta mediterránea

Es el mejor modelo de dieta equilibrada. Sus características fundamentales son:
- ✓ El consumo de ajo, cebolla, tomate y frutos secos típicos del área mediterránea.
- ✓ Los cereales: pan y otros derivados del trigo, arroz, patatas son alimentos básicos. El consumo de legumbres es elevado
- ✓ Ingesta abundante de pescado, fruta y verdura.
- ✓ Un discreto consumo de vino en las comidas. (Sólo en adultos sin contraindicación médica).
- ✓ Un consumo menor de carne y menos grasas de origen animal que en otras dietas.

Esta dieta reduce la mortalidad cardiovascular de la siguiente manera:

- Una disminución del *colesterol-LDL* y de su oxidación mediante la grasa monoinsaturada (aceite de oliva y frutos secos) y los polifenoles que contienen las frutas y verduras.
- Una disminución de la coagulabilidad sanguínea debido a la reducción de la actividad del plasminógeno y de la agregación

plaquetaria (ácido alfa-linoleico de la nuez y ácidos grasos monoinsaturados).

- Un aumento del *colesterol-HDL* asociado a un consumo discreto de vino.
- Una disminución de la tensión arterial y de los niveles de triglicéridos gracias a los ácidos grasos poliinsaturados de la serie omega-3.
- Un aporte generoso de antioxidantes y fibra dietética.

El problema de la ingesta en exceso

En los países desarrollados, el problema principal actualmente no es la carestía de ningún nutriente, sino su ingesta excesiva. Los ejemplos más claros son los siguientes:

■ La relación entre la obesidad y la ingesta de un exceso de calorías.

■ El consumo de sal y grasa saturada y su relación con la hipertensión arterial y las enfermedades cardiovasculares.

■ El consumo de proteínas animales y de grasa en exceso y su relación con el cáncer de colon y de mama respectivamente.

■ La caries dental y el abuso de azúcares de absorción rápida.

Guías alimentarias

Las guías alimentarias son normas de "buen comer" para mantenimiento de la salud que van dirigidas al público y constituyen un buen instrumento educativo, formando parte de la política sanitaria. Son muy diferentes de las recomendaciones nutricionales, que son valores de referencia de ingesta de nutrientes esenciales y energía óptimos para mantener la salud, pero de utilización fundamentalmente por parte de médicos, dietistas y profesionales de la salud, educadores y miembros de la Administración.

Las guías hacen referencia a consumo de determinados alimentos, proporciones entre ellos, fuentes de energía, nutrientes no esenciales como la fibra y el colesterol, o relaciona los grupos de alimentos con los nutrientes que aportan. Además estas guías son generales, sin especificaciones para los diferentes segmentos de población, aunque algunos gobiernos ya han establecido normas específicas para ellos.

El objetivo de las guías ha sido, en la mayoría de los casos, reducir el riesgo de las enfermedades más prevalentes en la sociedad a la que se dirigen, sobre todo aquellas enfermedades crónicas y degenerativas. Así, muchas organizaciones relacionadas con el control de enfermedades concretas como la enfermedad cardiovascular o el cáncer, han establecido sus propias guías.

A diferencia de las recomendaciones nutricionales de ingesta, para las que existe una evidencia experimental, para las guías sólo existen evidencias indirectas de asociaciones entre dieta e incidencia de enfermedad.

Las recomendaciones más frecuentes presentes en casi todas las guías, independientemente de quien las elabore y a quien se dirigen, son las siguientes:

> Mantenimiento de variedad en los alimentos que componen la dieta.
> Una dieta nutricionalmente correcta debe contener todas o casi todas las recomendaciones de ingesta de aquellos nutrientes para los cuales existe una recomendación dietética.
> El único dogma que existe en nutrición, o mejor dicho su principio básico, es que se debe realizar una dieta variada puesto que ningún alimento nos proporciona todos los nutrientes.
> Esta es la más antigua e importante norma o guía dietética. La variedad aumenta la probabilidad de llegar a todas las recomendaciones dietéticas incluyendo nutrientes menores para los que nos existe recomendación dietética establecida. Al mismo tiempo, esta variedad reduce el riesgo de tóxicos o agentes patógenos de alimentos y bebidas.

➢ Reducción del consumo de grasas, particularmente las grasas saturadas y el colesterol.

Las grasas de la dieta proporcionan más calorías que ningún otro componente alimentario.

Reducir la ingesta de grasas es la mejor forma de reducir el exceso de ingesta energética de nuestra sociedad. Pero además, la reducción de grasa saturada y colesterol se relaciona con la disminución de la enfermedad cardiovascular, particularmente la enfermedad coronaria, de algunos tipos de cáncer y de la obesidad.

➢ Adecuar la ingesta de calorías al gasto energético y al mantenimiento del peso corporal.

Se ha observado que la morbi-mortalidad es mayor en aquellos individuos obesos o mal nutridos con respecto a aquellos con peso adecuado. Es importante registrar las calorías y aumentar el ejercicio físico.

➢ Aumento del consumo de alimentos ricos en hidratos de carbono complejos, *fibra* y vitaminas.

Se trata de aumentar la ingesta de cereales vegetales, incluidas legumbres y frutas. De esta forma, además de poder sustituir los alimentos ricos en grasa, se incrementa la ingesta de nutrientes como carotenos, vitamina C y *fibra*. Estos últimos están siendo objeto de investigación como posibles factores de protección frente a determinados tipos de cáncer.

➢ Reducción del consumo de sal.

El objetivo es reducir la prevalencia de hipertensión arterial y la mortalidad secundaria de hemorragia cerebral. La evidencia de que esto es posible reduciendo la ingesta de sal no es tan fuerte como en el caso de las grasas saturadas y el colesterol. La mayoría de las poblaciones desarrolladas consumen más sodio del necesario. Una cantidad no excesiva y posiblemente beneficiosa podría ser entre 3 y 6 gr de cloruro sódico, es decir, de sal común al día.

> Moderar el consumo de alcohol.

La ingesta moderada de alcohol, especialmente de vino, se relaciona con una menor morbimortalidad total y específica cardiovascular, sin embargo la ingesta excesiva de alcohol es responsable de muertes por accidente de tráfico, hipertensión arterial, cirrosis hepática y otras muchas complicaciones además de problemas socio-familiares.

Dieta y cáncer

En los últimos años, los investigadores han intensificado sus estudios acerca del papel que juega la dieta, tanto en la prevención como en el tratamiento del cáncer. La importancia de esta investigación fue el resultado de un informe de la Sociedad Americana Contra el Cáncer.

Según estimaciones, cada año se producen en el mundo más de 10 millones de casos nuevos de cáncer. Por órganos, y considerando ambos sexos, el cáncer de pulmón es el de mayor incidencia, seguido del de mama, colon-recto y estómago.

El cáncer es la segunda causa de muerte en el mundo. El incremento estimado de las muertes por cáncer en los últimos 10 años, ha sido de un 15% en países desarrollados y de un 30% en países en vías de desarrollo. Se estima que el 95% de los cánceres más comunes están causados por factores ambientales y, de ellos, más de la tercera parte están ligados a factores dietéticos como causa principal. Se estima también que entre un 30 a 40% de casos de cáncer pueden prevenirse a través de cambios en la dieta, incluyendo algunos de los cánceres más comunes en el mundo occidental.

El interés en la nutrición y su relación con el cáncer tiene su origen en estudios hechos en los años 60, en los que se relacionaron una dieta rica en fibra con un riesgo reducido de cáncer de colon. Desde entonces, nuevos estudios consideran que la fibra juega un papel menor en la prevención del cáncer. Sin embargo, aún se recomienda una dieta alta en fibra para facilitar las funciones del colon.

Descubrimientos preliminares indican que:
- ✓ Una dieta rica en grasas y alta en calorías, puede incrementar el riesgo de cáncer de seno, colon, próstata y útero.
- ✓ El consumo excesivo de alcohol aumenta el riesgo de cáncer de hígado, esófago, cuello y boca.
- ✓ Una ingestión elevada de alimentos ahumados, salados y en escabeche aumenta el riesgo de cáncer de estómago y esófago.
- ✓ Residuos de pesticidas y otros contaminantes ambientales, pueden producir cáncer.
- ✓ Algunos nutrientes como selenio y vitaminas A, C y E, pueden proteger contra ciertos cánceres Un aporte energético elevado se considera un factor potencialmente inductor de cáncer. De hecho, la obesidad correlaciona positivamente con el cáncer de endometrio, el de vías biliares y el de mama en la postmenopausia.

Las estadísticas más drásticas, revelan que hasta un 30% de los cánceres, podrían tener relación directa con el tipo de alimentación que llevamos, por lo que una dieta más sana, variada y equilibrada, es una medida eficaz de prevención primaria del cáncer y otras enfermedades.

Para la ciencia médica no es tan fácil determinar con precisión cuáles son los tipos de cáncer relacionados con la alimentación, ni cuáles de sus componentes son los causantes de las alteraciones. Sin embargo, el exceso de grasas saturadas y de origen animal, se asocian con cánceres de mama, colon, próstata, recto y endometrio.

La cafeína ha sido vinculada con algunas formas de cáncer, en especial el de vejiga. La obesidad y el exceso de calorías, aumentan el riesgo de sufrir cáncer de mama, colon, próstata, endometrio, riñón, cervix y tiroides. El abuso de alcohol se asocia con el cáncer de pulmón, mama, recto y cavidad oral, mientras que los alimentos salados, ahumados y adobados, aumentan la incidencia de cáncer de estómago y esófago.

Organizaciones de salud como la Sociedad Americana del Cáncer, se han pronunciado al respecto y han emitido una serie de recomendaciones en cuanto a hábitos alimenticios como las siguientes:

- ✓ Reducir la ingesta de grasa a menos del 30% de las calorías totales de la dieta, disminuyendo el consumo de carnes rojas, mantequilla y grasas animales. Sustituirlos por carne magra, pescado, pollo sin piel y derivados lácteos desnatados.
- ✓ Cocinar los alimentos hervidos, asados, cocidos o al vapor.
- ✓ Aumentar el contenido de la fibra de la dieta a 20-30 gramos al día: Incluyendo fibra dietética en todas sus formas: pan y cereales integrales, verduras y hortalizas, legumbres, tubérculos y frutas, sobre todo coliflor y col de Bruselas.
- ✓ Reducir o eliminar el consumo de alcohol y tabaco.
- ✓ Minimizar el consumo de alimentos ahumados, muy tostados o curados, muy condimentados, en salazón y/o en vinagre.
- ✓ Evitar comidas o bebidas muy calientes.
- ✓ Para freír y aliñar ensaladas y otros platos, utilizar preferentemente aceite de oliva.
- ✓ Evitar la obesidad

Aunque la alimentación no es el único factor causal de cáncer que debemos tener en cuenta, ya que en casi todas las patologías se combinan diversos factores genéticos, ambientales y de comportamiento, como medida de prevención primaria es muy importante seguir estas recomendaciones.

La investigación epidemiológica siempre ha sugerido la conexión entre las dietas altas en grasa y el cáncer. Un ejemplo, la incidencia de cáncer de próstata para los americanos blancos es de 37 % más alta que la de los Chinos, quienes consumen una dieta baja en grasa. Japón, también es un país de comedores de poca grasa y tiene una incidencia de cáncer de un 25 % menos que los EE. UU. Uno estaría tentado a pensar que estas diferencias se pueden deber al resultado de la genética. Sin embargo, no hay que pasar por alto que aquellos hombres japoneses que se mudan a los E.E.U.U. experimentan un incremento importante en el riesgo de cáncer de próstata. Además, como los Japoneses urbanos han aumentado su consumo de alimentos ricos en grasa, sus incidencias de cáncer también se han elevado, mientras que los Japoneses rurales que se adhieren a su dieta baja en grasa, no han experimentado una elevación similar en los casos de cáncer.

TEMA 4

SALUD BUCODENTAL

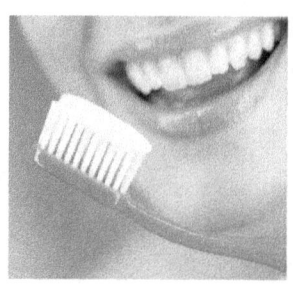

Introducción

Las afecciones bucales, fundamentalmente, la caries, las enfermedades periodontales y la fluorosis, constituyen uno de los principales problemas de salud bucodental. De estos procesos, el más prevalente es la caries dental.

Los resultados de recientes Estudios Epidemiológicos de la Salud Bucodental Infantil señalan:

- ✓ La prevalencia de caries en dentición temporal, a los 7 años, es de 38,4% y en dentición permanente, a los 12 años, del 45%.

- ✓ La prevalencia de alteraciones periodontales ha ascendido elevándose la prevalencia de niños con sangrado a los 7 años de un 41.9% a un 68.6%. A los 12 años, este porcentaje evolucionó de 39.7% a 59.5%.

- ✓ Un aumento de la prevalencia de fluorosis, que afecta al 38,7% de los niños de 12 años y al 37,2% de 14 años.

- ✓ Además, padecen de anomalías dentofaciales el 58% de los escolares a los 14 años y la prevalencia de niños con fracturas dentales a los 14 años es del 11%.

La promoción de la salud bucodental en la consulta de pediatría estará dirigida tanto a los padres/madres como a niños/as y deberá incluir fundamentalmente:

- La prevención primaria de la caries dental, la enfermedad periodontal y la fluorosis.
- La prevención primaria y el diagnóstico precoz de la maloclusión dentaria.
- El tratamiento precoz de los traumatismos dentales.

La caries

En la dentición temporal, la caries suele comenzar a partir de los 3– 4 años, y en la permanente el período de máxima exposición es de los 8 a los 20 años. La caries afecta a la calidad de vida infantil por producir dolor e infecciones que pueden desencadenar enfermedades sistémicas o la destrucción de la pieza dental. Las medidas de prevención primaria de la caries son más eficientes que las recomendaciones frente a las maloclusiones o los traumatismos.

Es una enfermedad multifactorial dependiente de las relaciones entre cuatro importantes grupos de factores: microbianos, huésped, ambientales y de tiempo, así pues, su prevención se basará en actuaciones sobre cada uno de los factores etiológicos para conseguir:

a) Aumentar la resistencia del huésped (flúor, sellado de fisuras y corrección de maloclusión).

b) Reducir el número de microorganismos (control de la placa dental y actuación contra la flora).

c) Modificar los factores ambientales adversos (cambios dietéticos).

d) Limitar el tiempo de permanencia de los alimentos cariogénicos en la boca (frecuencia de ingestión de alimentos), interviniendo en todos los apartados mediante la educación sanitaria.

Eficacia en la reducción del riesgo

Las prácticas personales de prevención de enfermedad oral pueden reducir el riesgo de desarrollar caries y enfermedad periodontal. Estas medidas incluyen el uso regular de flúor, ingesta reducida en la dieta de los alimentos que contienen azúcares refinados, y cepillado de dientes y uso de seda dental.

Las prácticas incorrectas de alimentación del lactante son otra fuente de caries en niños pequeños, especialmente en aquellos que se suelen quedar dormidos chupando la tetina de un biberón que contiene una bebida ácida o cariogénica (zumo de fruta, leche).

La mezcla prolongada de estos líquidos alrededor de los dientes primarios anteriores (incisivos del bebé), puede causar destrucción extensa, especialmente en los incisivos primarios, pero también en los molares. La educación para frenar esta práctica de meter a los niños a la cama con un biberón puede disminuir el riesgo de caries por el biberón.

Es principalmente el flúor contenido en las pastas de dientes, más que el cepillado de los dientes, y el uso de seda dental en sí mismo, lo que reduce la caries.

Se ha establecido, sin embargo, que el cepillado y el uso de la seda dental puede prevenir el desarrollo y evolución de la enfermedad periodontal, removiendo los depósitos de la placa bacteriana.

Su eficacia, sin embargo, depende de la capacidad del paciente de mantener los dientes adecuadamente libres de placas, y esto necesita el cepillado diario completo de los dientes, y la limpieza entre los dientes con seda dental u otros dispositivos mecánicos.

Debido a la dificultad en adoptar y mantener estos hábitos, fallan a menudo las medidas de higiene oral personal. Por esta razón, para eliminar adecuadamente la placa y prevenir la gingivitis, es también importante que los pacientes reciban cuidado dental profesional regular.

Hay evidencia suficiente de beneficio, para justificar los esfuerzos de los profesionales de la salud, para estimular el cepillado de los dientes frecuente, el uso de seda dental diario, el uso apropiado de flúor y las visitas periódicas al dentista. Aunque hay poca evidencia científica de que el consejo del profesional sanitario puede reducir la incidencia de enfermedades dentales, tales como la caries y la enfermedad periodontal, es razonable suministrar a los pacientes información sobre los métodos comprobados para reducir el riesgo de desarrollar estas condiciones patológicas, potencialmente dolorosas y antiestéticas.

Medidas de prevención de la caries dental
Los procedimientos más útiles como profilácticos de la caries, se pueden agrupar en cuatro apartados:
- Empleo de flúor.
- Los factores de riesgo
- Higiene bucodental.
- Medidas dietéticas.

Empleo de flúor
En las últimas décadas, la prevalencia de caries dental en los niños ha disminuido en la mayoría de los países industrializados. Esto se atribuye al empleo de flúor tanto sistémico (agua de consumo, bebidas y alimentos) como tópico (dentífricos, geles, colutorios) así como a una mejoría del estado de nutrición y de la higiene dental.

El flúor presente en la fase fluida de la superficie dental es el que realmente disminuye la desmineralización y aumenta la remineralización del esmalte, siendo clave la frecuencia de la exposición al flúor. Este efecto posteruptivo tópico es el que se cree más adecuado para prevenir la caries dental.

La fluoración del agua es un método efectivo de administración tópica de flúor, pero, deberían monitorizarse los niveles de forma continua y replantearse en función de los niveles adecuados de flúor en agua potable. Actualmente se estima que el nivel apropiado de flúor en el agua de consumo público debe estar entre 0.7 y 1.2 mg/l

Los suplementos orales de fluoruros (SOF) (flúor sistémico individual), se establecieron para ofrecer flúor a comunidades donde no se podía fluorar el agua. Por ello, la cantidad de suplemento administrada se realiza en función de la concentración de ión flúor del agua de consumo. Se presentan en forma de comprimidos y gotas.

La Asociación Europea de Dentistas Pediátricos, la Sociedad Canadiense de Pediatría y la Academia Canadiense de Dentistas Pediátricos aconsejan no ofrecer suplementos orales de fluoruro a los niños que consumen agua con más de 0.3 mg/l de flúor, independientemente de la edad, hacen hincapié en que solamente se deben dar si hay riesgo aumentado de caries dental.

La efectividad de los suplementos orales de fluoruro en prevención de la caries dental es baja en la edad escolar y no está bien establecida en lactantes. Hay autores que no encuentran justificación para el empleo de SOF en la infancia ni siquiera si el agua no está fluorada, y en el caso de riesgo muy elevado de caries aconsejan reforzar la adopción de otras medidas preventivas: cambios dietéticos y terapia antimicrobiana.

Factores de riesgo:
  ➢ Factores nutricionales
  Infecciones graves o déficit nutricional importante en el tercer trimestre de gestación.
  Ingesta de tetraciclinas por la madre.
  Prematuridad.
  Chupetes o tetinas endulzados.
  Biberón endulzado para dormir.
  Consumo de bebidas con azúcares ocultos (bebidas carbónicas, zumos,...).
  Consumo de jarabes endulzados.
  Insuficiente aporte de flúor, calcio y fosfatos.

  ➢ Factores relacionados con la higiene dental
  Malformaciones orofaciales.

Uso de aparatos: ortodoncia y prótesis.
Mala higiene oral de los padres y hermanos.
Incorrecta eliminación de la placa dental.
Minusvalías psíquicas importantes.
Respiradores orales habituales en niños.

➢ Factores asociados con xerostomía
Hipertrofia adenoidea, anticolinérgicos, síndrome de Sjögren, displasia ectodérmica.

Higiene Bucodental

Debe explicarse al niño y a los padres la técnica del cepillado. Es más importante la minuciosidad que el tipo de técnica empleada. Es muy aconsejable adquirir la rutina de un cepillado sistemático o en circuito. Se debe recomendar un cepillo de cabeza pequeña, cerdas sintéticas y puntas redondeadas.

El cepillado debe comenzar con un barrido siguiendo el eje del diente, empezando por la encía y sin desplazamientos horizontales, tanto en la cara exterior como en la cara interior. Posteriormente se realiza un movimiento a modo de remolino sobre la cara oclusal, de atrás hacia delante, limpiando posteriormente con suavidad la lengua. Debe enjuagarse varias veces.

¿Hay algún riesgo de salud con cepillos dentales?
Hasta ahora, no se tiene conocimiento de ningún efecto adverso para la salud que esté directamente relacionado al uso del cepillo dental, aunque las personas con desórdenes sanguíneos (hemorragias) y quienes tienen un sistema inmunológico inadecuado pueden sufrir lesiones a causa del cepillado dental y necesiten buscar métodos alternativos de higiene oral.

La boca es el hogar de millones de gérmenes. Al remover la placa y la suciedad del diente, los cepillos dentales se contaminan con bacterias, sangre, saliva, detritos bucales y pasta dental.

Debido a esta contaminación, una simple recomendación es enjuagar su propio cepillo con agua del grifo después de cada cepillado. Algunas investigaciones especiales han sugerido que, aun después de un profundo enjuague, los cepillos dentales pueden permanecer contaminados con organismos potencialmente patogénicos.

En respuesta a esto, se han desarrollado diversos medios de limpieza, desinfección o esterilización de los cepillos dentales en uso. Sin embargo, a la fecha, no se ha publicado ninguna investigación que registre algún caso en el que el cepillado con cepillos dentales contaminados haya provocado en el usuario la recontaminación de su boca, infecciones bucales u otros efectos adversos para su salud.

Recomendaciones para el cuidado del cepillo dental

- ✓ No comparta los cepillos dentales. El intercambio de fluidos corporales que esto promovería, aumenta el riesgo de contraer infecciones para quienes los compartan. Esta es una consideración particularmente importante para las personas con sistemas inmunes comprometidos o con enfermedades infecciosas.

- ✓ Después del cepillado, enjuague su cepillo dental cuidadosamente con agua corriente para asegurarse de remover la pasta dental y los detritos, déjelo secar al aire libre, y guárdelo en posición vertical con las cerdas hacia arriba. Si varios cepillos comparten el mismo cepillero, no permita que haya contacto entre ellos.

- ✓ No es necesario remojar los cepillos dentales en soluciones desinfectantes o enjuagues bucales. En realidad, esta práctica puede provocar la contaminación entre cepillos si la solución se utiliza durante un periodo largo o si varios usuarios la comparten.

- ✓ Tampoco es necesario utilizar lava vajillas, dispositivos de microondas o rayos ultravioleta para desinfectar los cepillos dentales. Estas medidas pueden dañarlos.

✓ No mantenga los cepillos cubiertos ni los guarde en recipientes cerrados. Estas condiciones (un ambiente húmedo) son más propicias para el crecimiento bacteriano que el aire libre.

✓ Reemplace su cepillo dental cada 3-4 meses, o antes si las puntas de las cerdas aparecen gastadas o dobladas. Esta recomendación de la Asociación Dental Americana está basada en la vida útil del cepillo dental y su posterior pérdida de efectividad mecánica, no por su contaminación bacteriana.

✓ La decisión de comprar o usar productos para la desinfección del cepillo dental requiere cuidadosa consideración dado que, actualmente, la literatura científica no apoya esta práctica.

Programas de cepillado dental para escuelas y grupos determinados
El cepillado dental en ámbitos grupales debería realizarse siempre bajo supervisión para asegurar que los cepillos dentales no se compartan y que sean utilizados apropiadamente. En estos ambientes, la probabilidad de que el cepillo se contamine es muy alta, sea esto porque los niños juegan con ellos o porque los cepillos dentales son guardados en forma inapropiada.

Además, existe una pequeña posibilidad de que los cepillos puedan contaminarse con sangre durante el cepillado. Aunque el riesgo de transmisión de enfermedades a través de los cepillos dentales es aún mínimo, es una causa potencial a considerar. Por lo tanto, las personas encargadas de los programas de cepillado dental en estos ámbitos deberían evaluar sus programas cuidadosamente.

Medidas recomendadas para los programas de higiene bucal en escuelas
✓ Asegurar que cada niño tenga su propio cepillo dental, marcado claramente con su identificación. No permitir que los niños compartan ni pidan prestados los cepillos dentales.

✓ Para prevenir la contaminación a través del tubo de la pasta dental, asegurar que se elimine un trocito de pasta sobre un papel encerado siempre antes de aplicarla sobre el cepillo dental.

✓ Después de que los niños finalizan el cepillado, asegurarse de que enjuaguen sus cepillos dentales cuidadosamente con agua corriente, los dejen secar al aire libre y los guarden en la posición correcta con las cerdas hacia arriba de modo tal que no entren en contacto con los de otros niños.

✓ Suministrar a los niños vasos de plástico o papel para enjuagarse después del cepillado. No permitirles que compartan sus vasos y asegurar que los descarten apropiadamente después de un solo uso.

Medidas dietéticas.
Los alimentos con mayor poder cariogénico son los que contienen azúcares refinados y sobre todo pegajosos, teniendo en cuenta que la frecuencia de su ingestión es más importante que la cantidad ingerida de una vez. Por tanto se debe:
   ✓ Evitar las ingestas frecuentes entre comidas así como la retención de alimentos azucarados en la boca (biberón para dormir y chupa endulzada).
   ✓ Procurar que los carbohidratos sean en forma diluida o acuosa, evitando los azúcares de textura pegajosa o adhesiva.
   ✓ Evitar utilizar caramelos como regalos entre las comidas.
   ✓ Los refrescos azucarados entre las comidas es una fuente no despreciable de azúcares.
   ✓ Los azúcares y bebidas o refrescos azucarados deben ser restringidos en la infancia a las comidas para conseguir una mayor prevención de la caries, evitando sobre todo su ingestión entre las comidas y al acostarse.

Otras medidas dietéticas

El consumo de chicles sin azúcar puede ser beneficioso para la prevención de la caries y sobre todo, los que contienen xilitol.

Los pediatras deben prescribir medicamentos sin azúcar cuando sea posible, ya que puede ser una fuente añadida yatrógena de caries

Medidas preventivas de la fluorosis dental

La fluorosis dental es un defecto en la formación del esmalte. Recordemos que el esmalte es la capa dura externa que cubre la corona del diente. El flúor aportado en altas concentraciones a lo largo del período de desarrollo del diente provoca un defecto en la estructura y mineralización de la superficie ofreciendo éste un aspecto poroso.

La gravedad dependerá de la concentración de flúor ingerida y de la duración de la exposición a la dosis tóxica; así pueden aparecer desde manchas opacas blanquecinas distribuidas irregularmente sobre la superficie de los dientes, en el caso de bajas concentraciones, hasta manchas de color marrón acompañadas de anomalías del esmalte en forma de estrías transversales, fisuras o pérdidas del esmalte similares a las causadas por abrasión y debidas a fragilidad del esmalte en la exposición a mayores concentraciones.

En las formas más severas de fluorosis dental el diente erupciona totalmente blanco, como tiza, pero su aspecto puede variar con el tiempo. Este esmalte, muy débil, debido a la hipomineralización puede romperse con las fuerzas masticatorias y se expone un esmalte subyacente más poroso, con tendencia a teñirse, apareciendo las manchas marrones difusas. Este daño varía desde pequeños agujeros redondeados a bandas de mayor pérdida de superficie e, incluso, de toda la superficie del diente.

Para que aparezca fluorosis en los dientes son condiciones indispensables:

- ✓ Un consumo excesivo de flúor (aproximadamente por encima de 1,5 mg/litro) de forma prolongada.

✓ Que el consumo coincida con el período de formación de los dientes (desde la gestación hasta los ocho años de edad).

Acciones para prevenir la fluorosis
✓ Recomendar el consumo de agua embotellada en niños hasta los ocho años y mujeres embarazadas, donde el agua de abastecimiento contenga concentraciones de flúor elevadas. Es especialmente importante vigilar que se cumpla esta medida tanto para la elaboración de la comida en los comedores escolares como para el resto del consumo durante la jornada escolar
✓ Instalar plantas de tratamiento de agua para conseguir un agua de abastecimiento con concentraciones óptimas de flúor
✓ Adecuar las medidas preventivas a cada situación particular teniendo en cuenta las concentraciones de flúor en el agua de consumo habitual y la edad del niño.

Prevención primaria y diagnóstico precoz de las mal oclusiones dentales
La distribución desigual de la presión de la mandíbula y el maxilar superior, como consecuencia de la mala alineación de los dientes, da lugar a una oclusión incorrecta de la dentición.

Hay causas que son prevenibles y en las que la educación sanitaria puede ser importante:
• Evitar el empleo prolongado del chupete.
• La succión del pulgar o la succión labial.
• Controlar la deglución atípica (al tragar se apoya la lengua en los dientes anteriores superiores en lugar de hacerse en el paladar).
• Respiración bucal.

En los dos últimos casos debe consultarse al especialista para resolver lo antes posible la causa. A mayor tiempo de lactancia materna, menor incidencia de maloclusión dental.

Tratamiento precoz de los traumatismos dentales

Existe una alta incidencia de traumatismos dentales, principalmente a nivel de los incisivos superiores. La causa de estos traumatismos suelen ser los deportes y las caídas fortuitas. En la dentición temporal se produce, con frecuencia, una luxación dental. En los casos en los que se afecta la dentición definitiva suelen dar lugar a una fractura.

Debe incidirse en la educación sobre la práctica de algunos deportes y prácticas de riesgo y fomentar el uso de protectores bucales (prevención primaria). En caso de traumatismos, se debe intentar la reimplantación precoz (prevención secundaria), según las siguientes normas:

- El diente se sostendrá por la corona sin tocar la raíz.
- Posteriormente se enjuagará con una solución salina o agua, a ser posible estéril.
- Finalmente se reimplantará inmediatamente de modo suave, controlando la orientación.
- Se acudirá al odontólogo lo antes posible.

Si la reimplantación no es posible, se conservará en un medio húmedo (debajo de la lengua o suero fisiológico). No debe limpiarse la raíz dental. Se deberá acudir inmediatamente al odontólogo.

Promoción de la Salud Bucodental, según edad. Recomendaciones

➢ **De 0 - 2 años**
Exploración neonatal de la cavidad oral (dientes natales o neonatales, malformaciones u otras alteraciones).

Seguimiento de la erupción de la dentición primaria. Se considerará anormal la falta de erupción de la primera pieza a los 15 meses y la erupción de dientes malformados. Asimismo, se considerará anormal la falta de alguna pieza (20 en total) a los 30 meses.

Profilaxis de la caries:
- Prevención de la caries rampante de los incisivos: Se desaconsejará firmemente endulzar el chupete y dejar dormir al niño con un biberón de leche o zumo en la boca.
- Inicio del cepillado dental. En niños menores de 2 años el cepillado deben realizarlo los padres, con agua y sin pasta dentífrica.
- Suplementos de flúor por vía oral, según el contenido en flúor del agua de consumo, en niños de riesgo a partir de los 6 meses.
- Información a los padres sobre alimentos cariogénicos. Los hidratos de carbono son los principios inmediatos más cariogénicos, debido a su capacidad de favorecer el crecimiento de ciertas bacterias y subsecuente formación de ácidos.
- Información a los padres sobre la conveniencia de amamantar para prevenir las mal oclusiones dentarias. Con la ejercitación de los músculos masticadores en el acto de mamar, disminuye más del 50% las mal oclusiones dentarias. Se recomienda colocar al recién nacido en posición vertical de frente al pecho para no comprimir un lado del maxilar más que otro.
- Vigilar la aparición de:
  - Gingivitis (por falta de cepillado, maloclusiones, medicaciones).
  - Maloclusiones (mordida abierta) evitando hábitos perjudiciales (chupete, succión del pulgar, deglución atípica y respiración oral).

Profilaxis de la fluorosis dental.
Teniendo en cuenta que el exceso de flúor sistémico antes de la erupción dental es el responsable de la fluorosis dental, el consejo debe estar dirigido a evitar la administración de agua de abastecimiento público o envasada con concentraciones de fllúor

superiores a 1,5 mg/l, tanto para la bebida como en la preparación del biberón y de las comidas.

Si se prescribe algún complejo vitamínico, vigilar si lleva flúor asociado.

➢ De 2 - 5 años

Exploración de la dentición primaria. Vigilar la evolución de la dentición y descartar la existencia de caries, gingivitis, mal oclusiones y traumatismos. Se considerará anormal la falta de alguna pieza (20 en total) a los 30 meses. En caso de detectar algún problema, se derivará a la Unidad de Salud Bucodental de referencia.

Profilaxis de la caries y la enfermedad periodontal

- Información a los padres sobre alimentos cariogénicos.
- Inicio del cepillado dental: a partir de los 2 años se aconsejará a los padres que se cepillen los dientes por la noche en presencia del niño. Éste lo hará también sin pasta para ir adquiriendo el hábito y posteriormente alguno de los padres repasará el cepillado limpiando cuidadosamente los restos de comida. Posteriormente deberá cepillarse con la pasta dentífrica adecuada al contenido en flúor del agua de consumo. Deberá cepillarse al menos 2 veces al día y de forma especial antes de acostarse.
- Pastas para el cepillado diario. No es necesario aplicar más que un poco de pasta (la cantidad equivalente a un guisante) en la punta del cepillo.
- Si procede prescribir flúor, según el contenido en flúor del agua de consumo.

➢ De 6 - 14 años

Exploración bucal. Debe vigilarse la presencia de sarro, flemones, abscesos periodontales, gingivitis, caries, mal oclusiones y apiñamientos. Se derivará al niño a la Unidad de Salud

Bucodental cuando presente alguna caries en piezas definitivas o ≥ 4 en dentición primaria. También se derivarán las hipoplasias del esmalte y las mal oclusiones que persisten en la pubertad.

Profilaxis de la caries y la enfermedad periodontal
✓ Información sobre alimentos cariogénicos.
✓ Cepillado dental después de las comidas y al acostarse con una pasta dentífrica adecuada al contenido en flúor del agua de consumo.
  - Si procede prescribir flúor, según el contenido en flúor del agua de consumoA partir de los 6 años se derivará a los niños a la Unidad de Salud Bucodental de referencia. Entre las actividades del Programa de Salud Bucodental asumido por estas Unidades, se contempla:
  - Exploración de la cavidad oral y apertura de historia odontológica.
  - Aplicación de gel de flúor con una periodicidad variable en función del riesgo.
  - Sellado de fosas y fisuras del primer molar definitivo.
  - Obturación del primer molar.
  - Extracción de piezas dentarias.
  - Tartrectomías.
  - Educación sanitaria bucodental.

Las enfermedades periodentales
Por enfermedad Periodontal se entiende un conjunto de enfermedades que afectan el periodonto (área alrededor del diente) alterando el soporte del hueso que sujeta el diente, produciendo posteriormente la pérdida dentaria. La enfermedad periodontal se manifiesta como una gingivitis y/o una periodontitis.

La gingivitis
Se caracteriza por una inflamación de la encía sin afectación del hueso alveolar. Se manifiesta como una encía enrojecida, que sangra fácilmente.

La periodontitis
(Antes llamada piorrea) se caracteriza por una destrucción del hueso que soporta al diente, acabando con el tiempo en una pérdida dentaria si no es tratada. Clínicamente se manifiesta como una encía inflamada con presencia de bolsas periodentales (huecos entre la encía y el diente) que se valorarán con una pequeña sonda que mide la distancia entre la encía y el hueso, movilidad o exposición de la raíz dental que tendrá sensibilidad a la temperatura.

Frecuencia de la enfermedad periodental
Es la más frecuente en el género humano, la Gingivitis afecta a cerca del 75% de los niños y jóvenes y la Periodontitis puede afectar a casi la mitad de los adultos, estando avanzada en el 18% de los casos.

Es muy importante curar la gingivitis a tiempo, por ser la antesala a la periodontitis, también llamada piorrea, la cual afecta al hueso que soporta los dientes ¡hasta llegar a su destrucción!

Causa de la enfermedad periodental
Se debe a unas bacterias que tenemos todos en la boca, alrededor de los dientes, y que si no eliminamos se depositan entre el diente y la encía inflamando la misma. Posteriormente son capaces de desplazarse por debajo de la encía, migrando a través de la raíz del diente e ir destruyendo el hueso que sujeta los dientes. Asimismo hay personas que se presentan una predisposición hacia esta enfermedad.

¿Cuáles son los signos de la enfermedad periodental?
- ✓ Enrojecimiento de las encías.
- ✓ Aparición de abscesos en la encía, con supuración y mal aliento.
- ✓ Algo de sangrado de las encías al cepillarse o espontáneamente.

✓ Aumento de la sensación dentaria al frío.
✓ Retracción de las encías con sensación de dientes de dientes más largos y huecos entre ellos.
✓ Movilidad de los dientes.

La mejor manera de prevenir la enfermedad de las encías es una eficaz higiene oral diaria, con cepillo y limpieza interdental, así como visitas periódicas al profesional.

TEMA 5

LA SALUD MENTAL

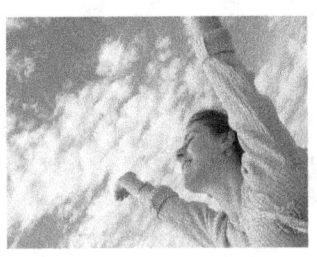

Introducción

¿Quién no ha sentido un nudo en el estómago ante un acontecimiento sobrecogedor? ¿Cuántas veces hemos ido al baño antes de ir a un examen? ¿Por qué se acelera el corazón cuando se espera una noticia con ansia? ¿Y si la vida de una persona viene marcada por una dolencia de este tipo?

Para aclarar estas cuestiones es fundamental tener en cuenta que dividir al ser humano en cuerpo y mente es un artificio. Esta circunstancia nos sirve para clasificar una serie de enfermedades, pero la realidad es más compleja, y la interconexión entre lo que pensamos, nuestras emociones y nuestro funcionamiento físico es un hecho.

Así, cuando enferma el cuerpo, se van a producir una serie de reacciones en los procesos mentales del individuo para adaptarse a esa nueva situación. Y viceversa, los estilos de pensamiento, la forma de comportarse ante los demás y nuestras emociones conllevan cambios en el estado físico. En este ámbito aparecen los trastornos psicosomáticos, que por ello también se han denominado recientemente factores psicológicos que afectan al estado físico.

El sujeto puede ser a su vez estar completamente sano o presentar alguna enfermedad orgánica objetivada (por ejemplo, angina de pecho); en ambos casos es lícito hablar de trastornos psicosomáticos, puesto que los dos son influenciables por el estado psíquico.

Este fenómeno es muy evidente en los niños pequeños, en los cuales el lenguaje aun no puede expresar el estado de ánimo; sin embargo de esta manera puede expresar su malestar, a través de multitud de síntomas (cólico abdominal, espasmo del sollozo, dolor de cabeza, crisis de asma). En el adulto, de igual forma, pueden afectarse todos los aparatos o sistemas orgánicos (cardiovascular, respiratorio, endocrino, etc).

Concepto de salud mental

A la Salud se la entiende como un proceso que abarca desde el nacimiento hasta la muerte, en el que interaccionan todos los aspectos que tienen que ver con la vida: psíquicas, físicos, socioculturales y ambientales

No es posible formular ninguna definición de salud mental unitaria y universalmente aceptada. Una persona mentalmente sana se supone que cumple las siguientes características:
- ✓ Mantiene una actitud adecuada hacia sí mismo y el autoconocimiento consiguiente.
- ✓ Desarrolla sus potencialidades y creatividad personal.
- ✓ Tiene una integración armoniosa entre los distintos rasgos y atributos de la personalidad.
- ✓ Posee capacidad de autonomía e independencia.
- ✓ Tiene una percepción de la realidad libre de distorsiones.
- ✓ Posee una buena adaptación al entorno, lo que incluye el afecto hacia los otros, las relaciones interpersonales satisfactorias y la integración a su grupo.

Para entender el proceso salud-enfermedad y la vertiente psico-mental, debemos analizar cuatro puntos fundamentales:
- Aspecto multifactorial.
- Concepto de interacción.
- Concepto de dinamismo de la Salud.
- Normalidad y trastorno.

El aspecto multifactorial
Es el resultado de múltiples factores que integran a la persona. estos son los aspectos físicos, psíquicos, sociales, culturales y ambientales

Concepto de interacción
Consiste en entender las consecuencias de la interacción de todos los aspectos. Cualquier relación de afecto, emoción o sentimiento de la persona va a tener repercusiones somáticas, las cuales pueden ser positivas o negativas. Las repercusiones negativas se pueden transformar en expresiones orgánicas tales como: cefaleas, anorexia, bulimia, trastornos digestivos, etc.

El estado de la enfermedad influye sobre los cambios económicos y sociales, pues la persona enferma no va a poder cumplir sus compromisos, realizando su trabajo en condiciones y mantener una buena calidad de vida.

Puede aparecer enfermedad mental por una situación marginal socioeconómica de la persona relacionada con las malas condiciones higiénico/ambientales

Concepto de dinamismo de la Salud
La Salud incluye el dinamismo del ciclo vital y del proceso salud-enfermedad. El ciclo vital y su evolución abarcan desde que se nace hasta que se envejece. Las disfunciones que aparecen son procesos naturales de la vida.

El aspecto dinámico del proceso salud- enfermedad nos plantea la dificultad de establecer una frontera inflexible y clara, que separe uno y otro estado.

Normalidad y trastorno
Es la consecuencia lógica de todas las dificultades expuestas hasta el momento, y nos encontramos con la difícil tarea de definir y limitar los conceptos de normalidad y trastorno.

Como conclusión de debe entender la salud mental como un estado que permite el desarrollo optimo físico, intelectual y afectivo del sujeto, en la medida en que no perturba la vida de sus semejantes.

Teorías relacionadas con la salud mental

> Teoría biologista

Esta teoría define a la enfermedad mental como un trastorno orgánico o enfermedad. Las ciencias en las que se apoyan son: la neurofisiología, la neuroquímica, la neurocirugía, la psico endocrinología y la genética

> Teoría conductista

Rechaza el origen orgánico de las enfermedades mentales, asignando el inicio a la conducta, la cual es observable y medible. Posteriormente a los estudios de Paulov surge el conductismo operante de Skinner que sostiene que las conductas se mantienen o se extinguen según sus consecuencias que dichas conductas tengan en el entorno del sujeto.

> Teoría psicodinámica

Es una teoría creada por Freud, en la que el origen de la enfermedad mental esta en conflictos psicológicos internos que provocan el trastorno mental. Surge como experiencias fallidas vivenciadas en las primeras etapas de la vida del niño. Otros seguidores de esta teoría desplazan el papel sexual, introduciendo otros factores como las relaciones interpersonales.

> Teorías sociales

Responsabilizan a las estructuras sociales, considerándolas como los elementos que condicionan la salud mental. Entre ellos se puede destacar: la cultura, la comunicación humana, etc....

> Teoría cognitiva
  Aparece en los años 50 del pasado siglo, quizás como consecuencia de la grave crisis que atraviesa el conductismo; se decantan por el estudio del proceso de información y los sistemas cognitivos superiores.

¿Cómo se origina un trastorno psicosomático?

Una característica de personalidad que suelen compartir los pacientes afectados es la dificultad para expresar sentimientos y/o para afrontar factores estresantes generales (p. ej., la muerte de un familiar, un divorcio, un embarazo, etc). Estos estados anímicos activan o inhiben procesos corporales.

Algunos estudios han demostrado que el afrontar de forma optimista estos sucesos protege de la aparición de estos trastornos. Por otro lado, se han definido ciertos patrones de conducta que parecen asociarse a algunas enfermedades: la llamada personalidad tipo A (sujetos hiperactivos, agresivos, impacientes, muy implicados en el trabajo) es un factor de riesgo para padecer cardiopatía isquémica (angina de pecho, infarto de miocardio (IAM)); la personalidad tipo B (personas tranquilas, confiadas, con expresión abierta de sus emociones) no está asociada a ninguna enfermedad (actuaría como factor "protector"), y la personalidad tipo C (sujetos pasivos, conformistas, sumisos, con escasa expresión de sus emociones) parece predisponer a algunos tipos de cáncer.

¿Que son las fobias?

Podemos definirlas como un tipo especial de miedo o de temor. La palabra fobia deriva del griego *phobos*, por el dios del mismo nombre que provocaba pánico en sus enemigos. Por lo tanto, ya en la antigüedad este término significaba temor o terror, y así se entendió hasta prácticamente nuestros días, cuando se le da un uso más específico, separándolo de otros tipos de miedo.

Lo que tiene de "especial" este tipo de temor, y lo diferencia del miedo que todos hemos sentido alguna vez, son estas cuatro cualidades:

- Es un temor desproporcionado a la situación que lo provoca.
- Quien lo sufre lo reconoce como absurdo, sin explicación razonable.
- No tenemos ningún tipo de control sobre él.
- Lleva a evitar las situaciones en que aparece.

Al tratarse de una forma de miedo, es lógico que el síntoma común a todas las fobias sea la ansiedad: palpitaciones, sudor, sensación de vacío en el estómago, tensión muscular, hipertensión, temblor, etc,... salvo en un tipo de fobia simple (sangre-inyecciones-heridas) en la que se produce un síncope (mareo, hipotensión).

Origen

Teorías para explicar por qué y cómo se producen las fobias hay... a montones. Este hecho nos indica simplemente que no podemos responder a esta pregunta hoy por hoy. Lo que sí podemos decir es que hay factores asociados con su aparición y con su mantenimiento.

Niveles de intervención en salud mental

La promoción de la Salud abarca los tres niveles de prevención: primaria, secundaria y terciaria, para detectar disfunciones y potenciar el grado óptimo de salud mental del individuo.

Prevención primaria

Los objetivos de la prevención primaria son:
- Promover y mantener la salud mental de la familia y miembros por medio del asesoramiento.
- Promoción de la salud mental en niños y adolescentes en edad escolar.
- En el ámbito laboral, detección de los factores de riesgo.
- Promover la salud mental en los centros sociales.

Prevención secundaria

Las medidas preventivas que se deben tener en cuenta en este nivel de intervención son:
- Disposición de medidas terapéuticas especificas.
- Intervenciones en caso de crisis y tratamientos psiquiátricos urgentes.
- Contribuir al diagnostico y tratamiento para los niños con problemas de aprendizaje.

Estrategias de detección precoz y reconocimiento de grupos de riesgo en la población.

Las actividades a desarrollar son:
- Promover actividades terapéuticas a individuos, grupos y familiares.
- Prevención del suicidio y el asesoramiento en situaciones de crisis.
- Asesoramiento a víctimas de la violencia.
- Reducción de estrés
- Proveer de servicios de emergencia de salud mental en la comunidad en centros intermedios de atención primaria.

Prevención terciaria

Los objetivos generales que se deben cumplir en este nivel son:
- Evitar el deterioro producido tras las fases activas de la enfermedad.
- Prevenir recaídas.
- Reducir las incapacidades sociales producidas por la enfermedad.
- Promover los mecanismos de adaptación a la comunidad.

Tipos de recursos disponibles en salud mental

➢ Recursos materiales
Los recursos materiales hacen referencia tanto al espacio físico donde tienen lugar las intervenciones encaminadas a la promoción de la salud mental como a los elementos e instrumentos que se

utilizan en las tareas de diagnóstico, terapia y rehabilitación del paciente atendido en los servicios de salud mental, ya sea a nivel hospitalario o ambulatorio.

- ➢ Recursos asistenciales.
  Nos referimos a todos los dispositivos integrados en el área de Salud, encaminados a la prevención, asistencia y rehabilitación de las personas.

Centro de salud mental

La estructura asistencial esta sectorizada y dividida en áreas sanitarias. El objetivo de la red asistencial es la atención siquiátrica especializada a pacientes remitidos desde la Atención Primaria o de otros niveles sanitarios con seguimientos. Se realizaran consultas de acogida, consultas de revisión, psicoterapias individuales, de grupo, de pareja, administración de medicación y otros tratamientos, seguimiento de Enfermería, asistencias domiciliarias, etc...

Se constituye con un equipo disciplinar en el que se incluyen psiquiatras, psicólogos, enfermeros, trabajadores sociales y auxiliares de psiquiatría principalmente.

Unidad de hospitalización psiquiátrica

Son unidades adecuadas a la hospitalización de pacientes con enfermedades mentales, localizadas la mayor parte en hospitales generales.

Están sectorizadas, y se coordinan con el respeto de los recursos de salud mental y asistencia psiquiátrica. Se encuentran atendidas por un equipo multidisciplinar. Trabajan las 24 horas.

Estructuras intermediarias

Son las siguientes:
- ➢ Centros de día

Su finalidad es la recuperación de habilidades o destrezas para integrarse en la sociedad. Se debe llegar a la autonomía e independencia. Se utilizan técnicas de psicoterapia individuales, grupales, terapias ocupacionales, etc...

➤ Centros de media estancia
Su objetivo es la rehabilitación del paciente después de haber pasado un ingreso de 6 a 12 meses. Utiliza terapias de grupo, individuales, terapia ocupacional y formación en actividades y oficio

➤ Centros de larga estancia
Son centros para pacientes sin autonomía, que carecen de recursos socio-familiares; son pacientes que no pueden seguir ningún tratamiento rehabilitador.

➤ Talleres ocupacionales
Proporcionan a los pacientes derivados de otros recursos asistenciales, una formación, orientación y adiestramiento en el trabajo de manera considerada "protegida". Posteriormente esos pacientes pasan a talleres protegidos, donde se les acercara al mundo laboral.

➤ Pisos protegidos
Se les considera de carácter terciario, y la mayoría de sus pacientes derivan de otros recursos rehabilitadores. Su finalidad es que consigan llevar una vida completamente autónoma, en régimen de convivencia de grupo y bajo supervisión de un trabajador social.

Tienen carácter transitorio; sin embargo en algunos casos en los que no se dispone de recursos laborales, sociales o familiares, puede llegar a ser permanente. Estos pisos varían en número de ocupantes, grado de autonomía, movilidad de los integrantes, autonomía económica, sexo, etc

Recursos humanos

Lo componen:

- ✓ Médico especialista en psiquiatría

  Es un licenciado/a en medicina, especializado/a en psiquiatría, se encarga de diagnostico y terapia, de su seguimiento, del ingreso, de la indicación a otros especialistas, recursos asistenciales y alta, si procede.

  Participa en la formación de otros profesionales, da apoyo al personal asistencial de atención primaria, y desarrolla funciones docentes. Colabora en los protocolos de actuación y programas específicos.

- ✓ Psicólogo/a

  Es un licenciado/a en Psicología Clínica, su función es llevar el diagnostico y evaluar sus disfunciones.

  Realiza psicoterapias individuales o de grupo, da asesoramiento y participa en la rehabilitación y reeducación del paciente. También colabora en tareas de investigación y docencia.

- ✓ Enfermero/a

  Es un diplomado/a en Enfermería. Actualmente ya existe la especialidad en Salud Mental. Está capacitado/a para prestar una asistencia al individuo, familia y comunidad, para promover la salud mental, prevenir la enfermedad y enfrentarse a patologías mentales. También interviene en la readaptación mental.

- ✓ Trabajador/a social

  Su tarea consiste en la recopilación de datos sociales. Su tarea está encaminada principalmente al conocimiento de la persona y su entorno. Realiza trabajos individuales y familiares, con entrevistas y visitas a domicilios, dando una valoración sobre cada paciente.

- ✓ Auxiliar de psiquiatría

Su objetivo es colaborar en la prestación de cuidados a personas, familias y comunidades con problemas de salud mental. En los centros hospitalarios, van a llevar a cabo el bloque básico de cuidados de los pacientes ingresados y se convertirán en sus acompañantes.

✓ Terapeuta ocupacional
Es un diplomado ocupacional. Su labor consiste en realizar trabajos manuales, creativos, actividades recreativas, sociales, educativas, etc... enfocadas a lograr del paciente una respuesta planificada de antemano, tanto física como mental, o ambas, bajo la dirección y supervisión del personal facultativo especializado.

✓ Celador
Su objetivo es vigilar y controlar los accesos al servicio, equipos, personal dentro del recurso especifico, etc.. también colabora con el resto del personal en tareas propias (traslado del paciente, transmisión de información, historias clínicas, etc)

El papel del profesional de enfermería
El papel de profesional de enfermería es acompañar al paciente en el proceso salud- enfermedad previniendo o curando situaciones en las que el paciente, familia o comunidad no sean capaces de hacerlo por si mismas y necesitan de un apoyo.

La valoración del enfermo mental
Consta de los siguientes elementos:
- La entrevista clínica
  Representa un recurso para poder sistematizar y controlar todos los elementos que se barajan en un acto sanitario, ordenando la información sobre los problemas de salud que transmiten y llegando a dar una respuesta consensuada sobre las posibles alternativas viables para el paciente.
- La entrevista abierta

En ella el profesional sanitario puede formular las preguntas con total libertad, pero debe tener en cuenta que la finalidad de esta entrevista es obtener información sobre sus hábitos de vida y datos personales; que nos informe de su problema actual.

- La entrevista cerrada
- n la entrevista cerrada las preguntas están ya elaboradas y previstas. El entrevistador no puede cambiar dichas preguntas; el orden y la manera de plantearlas esta ya fijado. Es por esto por lo que la entrevista cerrada no es más que un cuestionario.

La valoración del estado mental

➢ Humor
   Se observa si el paciente se siente contento o triste, si se encuentra eufórico o abatido. En los casos maniacos el paciente se encuentra eufórico y en el caso de pacientes deprimidos se encuentra asténico y triste.

➢ Tensión
   Dentro de las distintas enfermedades neuróticas se pueden encontrar distintos grados de tensión; así el ansioso se mostrara más tenso por el miedo a lo desconocido y el fóbico estará mas relajado, pues el hospital le da tranquilidad.

➢ Actividad motora
   El tipo de actividad motora va a depender también de su estado mental. La hiperactividad e hipo actividad son síntomas relacionados con estados mentales. En enfermos mentales maniacos hay una hiperactividad marcada, el caso opuesto se encuentra en enfermos deprimidos.

➢ Nivel de conciencia
   Se deberá tener en cuenta el grado de orientación que presenta el paciente y el nivel de confusión.

La confusión se entiende como el estado de la mente en el que el paciente es incapaz de pensar claramente; en este estado no se percibe el entorno no la situación en la que se encuentra.

➢ Comunicación verbal
La forma en la que el paciente habla es orientativa de su estado mental: maniacos Presentan una forma característica de lenguaje con una gran verborrea y fuga de ideas.

➢ Depresivos
En estados depresivos la comunicación verbal disminuye; el paciente solo responde con monosílabos y su voz es baja.

➢ Esquizofrénicos
En los enfermos esquizofrénicos se presenta ecolalia, monosílabos, mutismo, neologismos....

➢ Histéricos
En estados de histerismo el paciente puede perder la voz (afasia) o tener dificultad para el habla (disfasia)

➢ Lesiones cerebrales
Pueden aparecer trastornos como la disfasia o afasia.

➢ Alimentación
Es importante saber los hábitos alimenticios del paciente, el estado de salud mental va a influir de forma directa sobre la nutrición. En enfermos deprimidos el metabolismo está enlentecido, es por esto por lo que los pacientes no toman una dieta completa, ni tienen hambre.

En estados maniacos, los pacientes son hiperactivos y necesitan tomar el suficiente alimento para cubrir sus necesidades, pero sin embargo no encuentran tiempo para comer. Cuando están ingresados se les animará a que coman.

En estados obsesivos, puede ser que al paciente le dé por inspeccionar la comida.

En la anorexia el paciente sentirá repulsión por la comida, por lo que no cubrirá sus necesidades metabólicas y tendera a perder peso.

En la bulimia sentirá un deseo imperioso de comer acompañado de un sentimiento de culpabilidad que le conducirá a provocarse el vomito.

➢ Ritmo del sueño
En estados neuróticos, el paciente puede tener problemas a la hora de conciliar el sueño, pudiendo aparecer pesadillas durante el mismo.

En pacientes deprimidos aparecen problemas de insomnio, despertándose en mitad de la noche.

Los pacientes maniacos también sufren alteraciones del patrón de sueño, al presentar una gran hiperactividad les es dificultosa la relajación para llegar a conciliar el sueño.

➢ Vestimenta
Es otro de los aspectos que se deben observar, nos facilitara información sobre el estado mental del paciente.

Se observa en los pacientes deprimidos una falta de interés por su estética e higiene. Se presentan desaliñados y descuidados.

En pacientes maniacos se puede observar que sus ropas son muy llamativas y extravagantes. Estos es consecuencia de su estado eufórico.

Los obsesivos son los más meticulosos a la hora de vestir.

> Memoria

El estado de memoria nos dará información sobre el estado de salud mental. La falta de memoria puede ser un síntoma de enfermedad mental o un efecto de tratamiento.

En trastornos histéricos el paciente puede presentar una perdida de memoria en el momento de la crisis.

> Relaciones con los demás.

Es otro aspecto a tener en cuenta; es importante observar tanto las relaciones con otros pacientes como con el personal que se ocupa de él. Por lo general el paciente esquizofrénico tiene dificultades para relacionarse y comunicarse.

El paciente maniaco, debido a su extroversión e hiperactividad, si que muestra relación con los demás, es más, tiene necesidad de comunicarse con otros. Esta actitud puede molestar a otros pacientes.

> Respuesta al tratamiento

Los profesionales de enfermería son los responsables de observar cómo el paciente está reaccionando al tratamiento. Tanto si está siendo tratado con fármacos o terapia electro convulsiva, debe observarse los efectos producidos. Otras veces el paciente será tratado con terapias psicológicas y de grupo, debiendo valorar su participación en ellas.

Principales factores biológicos de la enfermedad mental

✓ Esclerosis múltiple

La esclerosis múltiple es una enfermedad inflamatoria y desmielinizante del sistema nerviosos central (SNC) que principalmente afecta a individuos jóvenes; los estudios demuestran que es una enfermedad posiblemente iniciada cuando un agente infeccioso induce una respuesta inmune mediadas por células T en un individuo genéticamente susceptible.

La esclerosis múltiple se caracteriza por la presencia de lesiones en el SNC , llamadas placas, que consisten en áreas de desmielinización peri vascular, que se localizan especialmente en la región peri ventricular, cuerpo calloso, nervios ópticos, tronco del encéfalo, cerebelo y medula espinar.

✓ Demencia en la enfermedad de Alzhéimer
La enfermedad del alzhéimer es una enfermedad degenerativa cerebral primaria de etiología desconocida que presenta rasgos neuropatologicos y neuroquimicos característicos. Los hallazgos característicos en el cerebro en la enfermedad son:
- Reducción del número de neuronas.
- Aparición de una degeneración neurofibrilar.
- Aparición de placas neuríticas compuesta por sustancia amiloidea que tienden a crecer.
- Alteraciones de los neurotransmisores

✓ Demencia vascular
Es consecuencia de una serie de accidentes vasculares agudos o por un único ataque de apoplejía. El cuadro suele ser brusco. La demencia es consecuencia de los infartos del tejido cerebral secundarios a una enfermedad vascular, incluida la hipertensión. Por lo general los infartos son pequeños y con efectos acumulativos.

✓ Trastornos mentales debidos a la lesión o disfunción cerebral o enfermedad somática
Incluyen distintos trastornos mentales causados por alteraciones cerebrales debidas a una enfermedad cerebral primaria, a una enfermedad sistémica o de otra naturaleza que afecta secundariamente al cerebro o a una sustancia exógena. Estos

trastornos son; epilepsia, encefalitis, enfermedad de Huntinton, traumatismos craneales, neoplasias del cerebro, etc...

✓ Trastornos de la personalidad y del comportamiento debido a enfermedades, lesiones o disfunciones cerebrales
Son trastornos de la alteración de la personalidad y del comportamiento debido a una enfermedad, lesión cerebral o disfunción, puede ser de carácter residual concomitante con una enfermedad o daño cerebral.

Principales factores neuroendocrinológicos de la enfermedad mental
Un neurotransmisor es una sustancia producida por una célula nerviosa capaz de alterar el funcionamiento de otra célula. Colaboran en el intercambio de información de la célula.

Los neurotransmisores transmiten la señal nerviosa en las sinapsis (unión entre neuronas). Pueden ser excitadores o inhibidores, según actúen aumentando o disminuyendo la actividad de las neuronas receptoras.

Ansiedad
Existe una alteración de los niveles de neurotransmisores, con elevación de seretonina, que es el químico cerebral que conduce al sueño, este mensajero debe trabajar correctamente para que la persona pueda dormir bien y también una elevación de dopamina, que es el componente responsable de la percepción del dolor. También se ha demostrado un aumento de flujo sanguíneo cerebral y del metabolismo cuando el paciente presenta síntomas más leves o moderados de ansiedad.

Depresión
Disminución de serotonina, dopamina y noradrenalina, esta disminución conlleva una alteración de las neuronas, estas neuronas al carecer del estimulo adecuado, no activan las enzimas necesarias para garantizar un correcto estado.

Esto explica los síntomas asociados a la depresión como pérdida del apetito, insomnio, perdida del interés, disminución de la concentración y comportamiento o ideación suicida.

Trastornos afectivos bipolares
Los trastornos bipolares de deben a un desequilibrio neuronal. Estos trastornos de caracterizan por la alternancia de estados depresivos o estados maniacos.

Principales factores de la enfermedad mental
En el desarrollo psicológico de la persona pueden existir factores que predisponen el padecimiento de una perturbación mental, relacionados con otros factores del entorno.
- ✓ Factores ambientales
  Juegan un importante papel en las enfermedades mentales; la exposición a factores tóxicos ambientales (aluminio, metales pesados, disolventes, analgésicos, etc...) que han sido considerados como factores de riesgo tal como trastornos por ejemplo de alzhéimer.
- ✓ Factores psicosociales
  Desempeñan un rol fundamental en las enfermedades mentales (ej. Depresiones) entre estos factores se incluyen:
- Situación de soledad y aislamiento afectivo.
- Deterioro económico.
- Perdida de roles o estatus.
- Carencia de soporte familiar, institucional o social.
- Impacto psicológico de los trastornos somáticos.
- ✓ Factores del entorno
  Suponen crisis o cambios para el sujeto que podrían desencadenar una perturbación. Dichos factores no producen los mismos efectos en todas las personas.
  Crisis de situación: fallecimiento, divorcio, pérdida de empleo, abusos sexuales, etc...

TEMA 6

EL USO RESPONSABLE DE MEDICAMENTOS

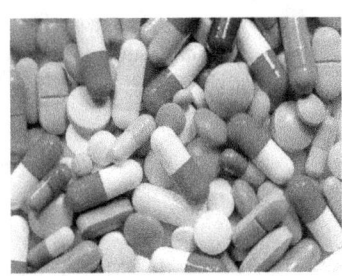

Introducción
Aunque los medicamentos han contribuido decisivamente a la mejora de la esperanza y al aumento de la calidad de vida, en ocasiones plantean problemas de efectividad y de seguridad que han de ser conocidos por los profesionales. En ningún caso, debe llevarse a cabo la automedicación ya que puede ser perjudicial para la salud si se refiere a medicamentos que deban adquirirse con receta médica.

A modo de ejemplo diremos que la utilización indiscriminada de antibióticos a través de la automedicación para patologías de origen vírico, como gripe o resfriados trae como consecuencia el que los antibióticos puedan dejar de ejercer su efecto cuando sean necesarios.

La exigencia de la receta médica es imprescindible para los medicamentos que así lo requieran. Es importante que los prospectos de los medicamentos sean inteligibles a los ciudadanos, lo que ayudará la consecución de la necesaria adherencia al tratamiento para que pueda alcanzarse el éxito terapéutico previsto por el médico con la imprescindible cooperación del farmacéutico.

El médico es una figura central en las estrategias de impulso de la calidad en la prestación farmacéutica dado su papel en el cuidado de la salud del paciente y, por tanto, en la prevención y el diagnóstico de la enfermedad, así como en la prescripción, en su caso, de tratamiento con medicamentos.

El trabajo que los farmacéuticos y otros profesionales sanitarios realizan en los procedimientos de atención farmacéutica también tiene una importancia esencial ya que asegura la accesibilidad al medicamento ofreciendo, en coordinación con el médico, consejo sanitario, seguimiento farmaco terapéutico y apoyo profesional a los pacientes.

Se precisa fomentar el uso racional de los medicamentos, dado los altos niveles de automedicación entre los ciudadanos. Es el médico quien debe diagnosticar cualquier enfermedad e indicar al paciente el tratamiento que considere más adecuado, colaborando asimismo a que el paciente tome conciencia de los perjuicios para la salud que puede ocasionar la administración de medicamentos sin supervisión médica.

Proteger la salud
Los próximos años dibujan un panorama con un sensible aumento de la población, un marcado envejecimiento de la misma y, por tanto, unas mayores necesidades sanitarias derivadas de este fenómeno así como de la cronificación de numerosas patologías. Estas necesidades tienen que garantizarse en un marco riguroso en cuanto a las exigencias de seguridad y eficacia de los medicamentos en beneficio de la calidad asistencial para los ciudadanos.

El objetivo central es que todos los ciudadanos sigan teniendo acceso al medicamento que necesiten, cuando y donde lo necesiten, en condiciones de efectividad y seguridad. Los problemas relativos a los medicamentos han de ser abordados por cuantos agentes sociales están involucrados en su manejo (industria farmacéutica, profesionales sanitarios, poderes públicos y los propios ciudadanos), en la perspectiva del perfeccionamiento de la atención a la salud.

El uso de medicamentos en niños
Si aceptamos que la infancia es el período de tiempo que transcurre desde el nacimiento hasta que el niño tiene 14 años, nos encontramos en la necesidad de subdividir este período, con objeto de obtener grupos

más homogéneos a los que se les pueda aplicar comportamientos semejantes.

Establecemos entonces una primera etapa que comprende desde el nacimiento hasta los dos años y medio, y que denominaremos primera infancia; la segunda infancia irá desde los 2,5 años hasta los 6 y la tercera desde los 6 hasta los 14. En la primera infancia hacemos, a su vez, una distinción entre recién nacido (hasta el primer mes) y lactante (hasta el año).

No cabe duda de que el período más conflictivo, desde el punto de vista sanitario del niño, es la etapa de recién nacido. Además de ser la fase de máxima vulnerabilidad, también es en la que se ponen de manifiesto muchos de los trastornos congénitos o heredados. Por decirlo de otra forma, el recién nacido tiene que superar una prueba de supervivencia, luchando contra el entorno (infecciones, alimentación, hábitat...) y contra sus propias circunstancias (posibles malformaciones, defectos metabólicos...). Es un verdadero proceso de adaptación al medio.

Superada esa primera etapa crítica que supone el primer mes de vida, lo natural es que el niño normal progrese en su crecimiento y desarrollo (tanto orgánica como funcionalmente), superando de forma satisfactoria los procesos patológicos que le afectan, ya que el tiempo juega a su favor en el proceso madurativo y de adaptación.

Salvo la tendencia a las infecciones, es muy difícil establecer las patologías que son características de la niñez. Por una parte, nos encontramos que el niño es susceptible de padecer cualquier enfermedad, incluso las propias de edades avanzadas pero, sin embargo, no podemos atribuir ninguna de ellas como representativas de la infancia.

La característica (no patológica) de la infancia viene determinada por los procesos madurativos, de crecimiento y desarrollo. Desde el momento del nacimiento hasta la pubertad se produce una maduración progresiva de los diferentes órganos y sistemas, factor importante en la administración de medicamentos debido a que las características anatómicas y fisiológicas condicionan el comportamiento del fármaco dentro del organismo.

El comportamiento farmacocinético de un medicamento en el cuerpo del niño se va a parecer mucho al comportamiento en el anciano, aunque por razones opuestas. En este último, hay muchas funciones disminuidas por la degeneración ligada a la edad, mientras que en el niño están disminuidas porque aún no se ha completado el desarrollo funcional (esto es más evidente cuanto más pequeño sea el niño).

Llamamos la atención sobre el predominio del sistema linfático, que va a producir una mayor incidencia de trastornos relacionados con dicho sistema, como la amigdalitis, vegetaciones, procesos infecciosos faríngeos por patología del anillo de Waldeyer, etc.

Asimismo, tiene gran importancia la disminución del estado inmunitario, debido a que se va desarrollando poco a poco y, mientras esto ocurre, el niño está predispuesto a padecer un mayor número de infecciones que el adulto.

Los procesos infecciosos de todo tipo son probablemente las enfermedades más frecuentes que se presentan en la infancia. También es propio del niño una mayor permeabilidad en las barreras biológicas (pared intestinal, barrera hematoencefálica, barrera respiratoria, etc.), que va a tener una repercusión importante en la acción de los medicamentos.

Características farmacocinéticas en el niño

Cuanto más pequeño es el niño, más lejos se encuentra del estado de "madurez fisiológica", que hemos convenido en admitir que es el adulto joven. Por consiguiente, durante toda la infancia el organismo del niño va a presentar las carencias propias de un proceso que aún no se ha completado, siendo esto más evidente en los recién nacidos y niños pequeños

Absorción

- ✓ La absorción oral de medicamentos va a ser ligeramente inferior que en el adulto, pero lo más característico es que se trata de una absorción errática y difícil de cuantificar.
- ✓ La absorción percutánea es superior en los niños que en los adultos, entre otras razones por tener una mayor superficie corporal.
- ✓ La absorción intramuscular es similar a la del adulto.
- ✓ La absorción por vía rectal está aumentada con respecto al adulto, presentando una gran variabilidad interindividual.

Distribución

Una característica importantísima en los niños es que tienen un mayor contenido de agua que los adultos. Esto significa que, a igualdad de dosis, en el niño habrá menor concentración por haber una mayor dilución. Dicho de otra manera, si tuviéramos en cuenta exclusivamente este factor, habría que incrementar la dosis a administrar para conseguir idénticas concentraciones a las eficaces.

Sin embargo, en el niño también se aprecia una disminución de la unión de los medicamentos a las proteínas plasmáticas (sobre todo de aquellos medicamentos que tienen una gran afinidad por unirse a ellas). Como consecuencia de ello, se va a producir un aumento de la fracción libre del fármaco (farmacológica y toxicológicamente activa), lo que haría recomendable disminuir las dosis de medicamento para obtener idéntica respuesta.

Por tanto, es posible observar que se producen consecuencias contrapuestas según nos estemos refiriendo al aumento de la cantidad de agua o a la disminución de la unión a proteínas plasmáticas. En conjunto, habrá que buscar el equilibrio entre estos dos factores, que sugieren comportamientos opuestos.

Metabolismo

Debido a la falta de madurez del sistema hepático, habrá que esperar una menor tasa de metabolización de aquellos fármacos que utilicen la vía hepática para su metabolismo y posterior eliminación. Así, es de esperar un incremento en la semivida de dichos fármacos, o lo que es lo mismo, necesitaremos administrar una menor cantidad de medicamento o, en su lugar, espaciar más el intervalo de administración

Conviene repetir que esta falta de madurez del sistema hepático y de cualquier otro sistema orgánico hay que entenderla desde un punto de vista relativo y siempre corrigiéndolo en función de la edad del niño (menos madurez en el recién nacido). No obstante, es poco probable que esta inmadurez tenga repercusiones farmacológicas serias.

Excreción

También con la función renal podemos hacer el mismo razonamiento que con la hepática. La falta de madurez va a hacer que los medicamentos con excreción renal, no se eliminen en la cantidad ni con la velocidad que lo hace en el adulto joven. Esto significará que se aumentará la semivida de eliminación de dichos medicamentos y por tanto, se incrementará su acción (o duración de la misma) y/o los efectos secundarios ligados al fármaco.

Esta inmadurez renal en los niños más pequeños aconseja vigilar cuidadosamente la administración de medicamentos con elevada excreción renal, ya sea disminuyendo la dosis o espaciando el intervalo de administración.

Aspectos fármacodinámicos

Hay una serie de patologías que se pueden presentar con relativa frecuencia en los niños pequeños (principalmente, en los recién nacidos), y que pueden condicionar de forma determinante el comportamiento de los medicamentos en el organismo.

Así, ante una deshidratación intensa, el medicamento se encontrará más concentrado en el líquido que queda en el organismo, con lo que se aumentarán la acción y/o los efectos secundarios. Es decir, ocurrirá justo lo contrario a lo expuesto anteriormente en el apartado de distribución de fármacos en el organismo.

Otro aspecto fármacodinámico que afectará a la acción de los medicamentos en el niño es la más que frecuente acidosis que se presenta en muchos de ellos. En un medio ácido, los medicamentos ácidos estarán no ionizados y difundirán mejor a través de las barreras fisiológicas, con lo que alcanzarán más rápidamente los receptores específicos y manifestarán antes los efectos. Con los medicamentos de carácter básico, el razonamiento será el contrario, menor acción o aparición de la acción más tardía.

Aparato digestivo y metabolismo

> Antiespasmódicos: los niños pequeños, en general, son más susceptibles a los efectos anticolinérgicos. En climas cálidos, los anticolinérgicos pueden favorecer la aparición de "golpes de calor" por bloqueo de la sudoración con riesgo de hiperpirexia grave.
> El sudor logra el enfriamiento por evaporación. Las glándulas sudoríparas están inervadas por fibras simpáticas colinérgicas; los ancianos, alcohólicos y niños son especialmente sensibles al bloqueo colinérgico.

> Antieméticos: cuidado con los efectos anticolinérgicos de algunos antieméticos (fenotiazinas, antihistamínicos).
> La metoclopramida a dosis elevadas puede producir reacciones extrapiramidales distónicas (espasmos de cara, lengua, espalda y crisis oculógiras). Se presentan al inicio del tratamiento (1-5 días) y remiten rápidamente tras la suspensión del mismo. La domperidona atraviesa escasamente la barrera hematoencefálica, por lo que puede ser una alternativa válida.

113

➤ Laxantes: evitar el uso incontrolado en menores de 6 años. Podría enmascarar síntomas de apendicitis.

No recomendados la fenolftaleína y antraquinonas en menores de 6 años.

Considerar que la frecuencia de evacuaciones disminuye con la edad. Neonatos (hasta la primera semana): <4 evacuaciones/día (una frecuencia menor se ha asociado a estreñimiento crónico en años posteriores) y que los hábitos intestinales son modificados por situaciones de estrés, fiebre, cambios dietéticos, viajes, etc.

➤ Antidiarreicos: siempre que sea posible se optará por el tratamiento dietético de las diarreas infantiles. Mayoritariamente, son de origen viral, especialmente en niños de 6 meses a 2 años, en los que es frecuente la concurrencia de infección de vías respiratorias altas. La infección tiende a ser autolimitante después de 5-7 días.

➤ Tratamiento sintomático (fluidos y electrolitos).

Los adsorbentes pueden interferir la absorción de otros fármacos. En ocasiones, producen estreñimiento.

Inhibidores de la motilidad: son opiáceos que se absorben poco. La loperamida se absorbe en menor proporción que el difenoxilato. No obstante, y debido a la especial sensibilidad de los niños a sus efectos centrales, se desaconseja su uso en menores de 2 años.

Fermentos lácticos: pueden sustituirse por una dieta a base de leche y yogurt.

Terapia antiobesidad: contraindicados como anorexígenos en menores de 12 años. Posible retraso del crecimiento y exacerbaciones en niños psicóticos. También pueden provocar tics motores o tónicos. Se acepta el uso de anfetamina en déficit de atención y en narcolepsia. Aunque no está aceptada, la fenfluramina se ha utilizado en el tratamiento del autismo infantil.

Los anorexígenos, en general, no están indicados en niños menores de 12 años.

> Anabolizantes hormonales: extremar las precauciones en niños prepúberes debido al riesgo de cierre prematuro de las epífisis óseas y/o desarrollo sexual precoz. En niñas hay riesgo adicional de virilización. Hay que tener presente que el retraso del crecimiento durante la pubertad suele ser transitorio. En general, no está justificado su uso en menores de 12 años.

Terapia hematológica

> Anticoagulantes orales: no se han establecido las dosis. No obstante, los niños, sobre todo los recién nacidos, pueden ser más sensibles a la acción anticoagulante como consecuencia del déficit de vitamina K.

Terapia cardiovascular

> Digitálicos: la digoxina y metildigoxina (únicos digitálicos comercializados actualmente) se excretan sobre todo por vía renal. En recién nacidos el aclaramiento renal está reducido y aumenta con la edad. La dosis se debe establecer conforme a la madurez de los órganos (edad). Los niños mayores de 1 mes necesitan dosis proporcionalmente mayores en relación al peso y superficie corporal que los adultos.

Terapia dermatológica

> Antipsoriásicos. Etretinato: se han descrito casos de osificación de los ligamentos interóseos y de los tendones de las extremidades, así como el posible cierre prematuro de epífisis óseas. Utilización extremadamente precautoria, con monitorización radiográfica.

Se aconseja evaluar a los pacientes que advierten dolor articular o limitación del movimiento durante el tratamiento.

Hay que tener presente que el etretinato se acumula en el tejido adiposo lo que le confiere una vida media muy larga (4 meses). Se han detectado concentraciones plasmáticas 2,5 años después de la suspensión del tratamiento.

➢ Corticoides. Uso tópico: el empleo de dosis elevadas en áreas extensas (>10% del total), así como el empleo de vendajes oclusivos comporta el riesgo de supresión adrenal y retraso del crecimiento debido a la absorción sistémica.

Terapia hormonal

➢ Corticoides. Uso sistémico: con el uso crónico se corre el riesgo de la supresión adrenal y retraso del crecimiento, especialmente los de acción más prolongada (betametasona, dexametasona y parametasona). Como alternativa se proponen tratamientos en días alternos con un corticoide de acción intermedia (metilprednisolona, prednisona o triamcinolona).

➢ Hormonas sexuales. Estrógenos y andrógenos: posible cierre prematuro de epífisis óseas y/o desarrollo sexual precoz. Durante el tratamiento con andrógenos a los adolescentes se aconseja un control, cada seis meses, de la maduración ósea mediante radiografías de manos y muñeca.

Terapia anti infecciosa

➢ Antibióticos: tetraciclinas: contraindicado su uso en niños menores de 8 años, debido al riesgo de decoloración permanente del esmalte dentario y a la alteración del desarrollo óseo.

➢ Cloranfenicol: riesgo de "síndrome gris" en niños prematuros, atribuido a la inmadurez hepática.

➤ Aminoglucósidos: precaución en niños prematuros y recién nacidos a término, debido a la inmadurez renal. Dosis elevadas de estreptomicina pueden producir alteraciones auditivas.

➤ Estreptomicina y gentamicina: afectan sobre todo a la rama vestibular; amikacina, neomicina y kanamicina a la coclear. La netilmicina es menos ototóxica, aunque no está exenta de este riesgo.

➤ Sulfamidas: uso contraindicado en niños menores de 1 mes, debido al riesgo de *kernicterus* por el desplazamiento de la bilirrubina de su unión a proteínas plasmáticas.

➤ Quinolonas (ciprofloxacina, etc.): detectados casos de alteraciones cartilaginosas en animales de experimentación. Se ha observado artralgia e inflamación de las articulaciones (cojeras) en articulaciones que soportan peso. Las fluoroquinolonas se han utilizado, excepcionalmente, para el tratamiento de infecciones graves resistentes a otras terapias, habiéndose descrito casos de ar tropatía asociada al uso del medicamento. La artropatía se resolvió tras la suspensión del tratamiento.

➤ Antimicóticos. Ketoconazol: contraindicado en menores de 2 años por existir mayor riesgo de hepatotoxicidad en los niños.

Datos contradictorios: algunos autores opinan que no hay mayor incidencia de la hepatitis que en el adulto. No obstante, hay descritos casos de hepatitis en niños.
El fluconazol ha sido utilizado con seguridad en niños a partir de las 2 semanas de edad.

➤ Vacunas: evitar las vacunas antirubeola y antiparotiditis en menores de 1 año, ya que los anticuerpos maternos podrían interferir con la respuesta inmune del niño.

Terapia antiinflamatoria

> Antiinflamatorios: se aconseja el empleo de aquellos antiinflamatorios con suficiente experiencia clínica en niños (por ejemplo, naproxeno, tolmetin e ibuprofeno).

> Miorrelajantes: los menores de 1 año presentan mayor sensibilidad al bloqueo neuromuscular, así como una recuperación un 50% más lenta que en los adultos. Suxametonio está contraindicado debido al riesgo de hiperpirexia maligna.

Terapia para el sistema nervioso central

> Analgésicos: narcóticos: los recién nacidos son más sensibles a los efectos depresores respiratorios. Los analgésicos no narcóticos son la principal causa de intoxicación accidental en niños.

> Paracetamol: los niños menores de 12 años presentan menor hepatotoxicidad que los adultos, ello puede deberse a que utilizan rutas diferentes para su metabolización (conjugación con sulfatos en niños, y con el ácido glucurónico en adultos).

> Antiepilépticos. Fenitoína: riesgo de hiperplasia gingival en adolescentes, especialmente con dosis superiores a 500 mg/día (comienza durante los 6 primeros meses de tratamiento: aconsejar limpieza y control de la placa dental). Se ha descrito disminución del rendimiento escolar, especialmente con dosis elevadas durante tratamientos prolongados. Puede aparecer hirsutismo y tosquedad de facciones.

> Acido valproico: riesgo real de hepatotoxicidad en menores de 2 años tratados con ácido valproico asociado a otro antiepiléptico. No conviene olvidar que algunos antiepilépticos pueden inducir la formación de metabolitos hepatotóxicos. En mayores de 2 años

bajo monoterapia, el riesgo es mínimo. Hay algún caso de un síndrome similar al de Reye asociado con valproico.

➢ Fenobarbital: riesgo de excitación paradójica.

➢ Antipsicóticos. Fenotiazinas y análogos: se puede presentar un aumento de reacciones neuromusculares de carácter distónico en niños, especialmente con enfermedad viral, meningitis o deshidratación.

➢ Antidepresivos. IMAO: contraindicados en menores de 16 años. Retraso del crecimiento en animales de experimentación.

➢ Psicoestimulantes. Cafeína: no recomendada en menores de 12 años, por ser especialmente sensibles a las sobredosis (efectos en SNC).

Terapia antiparasitaria

➢ Antihelmínticos: presentan una mayor incidencia de molestias gastrointestinales, especialmente con pirvinio.

➢ Antimaláricos. Cloroquina: mayor frecuencia de efectos adversos.

Terapia respiratoria

➢ Rinológicos: contraindicados en menores de 2 años, debido a la mayor absorción sistémica de vasoconstrictores nasales.
Los adrenérgicos tópicos no deben utilizarse durante más de 5 días, para evitar el riesgo de congestión de rebote. En tratamientos superiores utilizar la vía oral.

➢ Antiasmáticos. Teofilina: precaución, especialmente en recién nacidos debido a la inmadurez de sus sistemas metabólicos. Los niños entre 1 y 16 años precisan dosis proporcionalmente mayores que los adultos, referidas a kg peso/día (24 mg/kg/día frente a 13 mg/kg/día).

> Antihistamínicos: debido a los efectos anticolinérgicos de algunos de ellos, puede haber riesgo de excitación paradójica (prometazina).

> Alimemazina: contraindicado en menores de 1 año o con deshidratación, debido a las posibles reacciones distónicas.

Terapia oftalmológica

> Oftalmológicos: mayor hipersensibilidad a efectos colinérgicos y anticolinérgicos. Es preferible usar pomada a solución, para limitar la absorción sistémica.

> Nafazolina: está contraindicado ante el riesgo de depresión del SNC, con coma o hipotermia.

Otros medicamentos

> Contrastes radiológicos: mayor riesgo de crisis convulsivas. Puede exacerbarse por deshidratación, frecuente en los lactantes.

Medicamentos psiquiátricos

Los medicamentos pueden ser una parte efectiva del tratamiento de varios desórdenes siquiátricos en niños y adolescentes. La recomendación por parte del médico del uso de medicamentos muchas veces causa mucha inquietud y preguntas en los padres y en el niño/adolescente. El médico que recomienda el medicamento debe tener experiencia en tratar enfermedades siquiátricas en niños y adolescentes. Debe explicar claramente las razones para el uso de medicamentos, los beneficios que debe de producir el medicamento, cuáles son los posibles riesgos, cuáles son sus efectos secundarios y los otros tratamientos alternos.

Los medicamentos psiquiátricos no se deben usar solos. El uso de medicamentos debe de basarse en una evaluación siquiátrica comprensiva y ser parte de un plan de tratamiento comprensivo.

Antes de recomendar cualquier medicamento, el/la psiquiatra de niños y adolescentes entrevista al niño/adolescente y le hace una evaluación diagnóstica minuciosa. En algunos casos la evaluación puede incluir un examen físico, pruebas sicológicas, pruebas de laboratorio y otras pruebas médicas, tales como electrocardiograma (EKG) o electroencefalograma (EEG) y la consulta con otros especialistas médicos.

Los medicamentos que tienen efectos beneficiosos pueden también tener efectos secundarios, que pueden variar desde pequeñas molestias hasta síntomas muy serios. Cada niño/adolescente es diferente y puede tener reacciones individuales a los medicamentos por lo que se recomienda mantenerse en contacto con el médico que lo está tratando. No hay que dejar o cambiar los medicamentos sin hablar con el doctor.

Los psiquiatras de niños y adolescentes enfatizan que los medicamentos que producen efectos beneficiosos pueden también tener efectos secundarios no deseados que fluctúan desde simples molestias hasta muy serios síntomas. Como cada persona es diferente y puede tener reacciones individuales a los medicamentos, hay que mantener comunicación con el médico que receta los medicamentos.

No deje de tomar o cambie los medicamentos sin antes hablar con el médico. Los medicamentos psiquiátricos deben ser usados como parte de un plan integral y minucioso de tratamiento que incluye evaluaciones médicas periódicas, y en la mayoría de los casos, psicoterapia individual y/o de familia.

Cuando un/a psiquiatra (preferiblemente un psiquiatra de niños y adolescentes) receta las medicinas adecuadamente y éstas se toman según fueron recetadas, los medicamentos pueden reducir o eliminar los síntomas problemáticos y mejorar el funcionamiento diario del niño o adolescente con desórdenes psiquiátricos.

Los medicamentos pueden ser recetados para síntomas y desórdenes psiquiátricos incluyendo, pero no limitándose a:

✓ Orinarse en la cama: si persiste regularmente después de los 5 años y causa problemas serios de autoestima e interacción social.

✓ Ansiedad (negarse asistir a la escuela, fobias, miedo a la separación o miedos sociales, ansiedad generalizada, desórdenes de estrés postraumático)--si le impiden al joven desempeñar sus actividades diarias normales.

✓ Desorden de Deficiencia de Atención debido a Hiperactividad (ADHD): caracterizado por un corto tramo de atención y por problemas para concentrarse y para estarse quieto. El niño se agita y frustra fácilmente, generalmente tiene problemas llevándose bien con la familia y amigos y usualmente tiene problemas en la escuela.

✓ Desorden Obsesivo-Compulsivo (OCD: obsesiones recurrentes (pensamientos preocupantes e intrusos) y/o compulsiones (comportamientos repetitivos o rituales tales como lavarse las manos, contar y cotejar a ver si las puertas estan cerradas) que a menudo se ven como sin sentido, pero que interfieren con el funcionamiento diario del joven.

✓ Desorden Depresivo: sentimientos persistentes de tristeza, impotencia, desesperanza, inutilidad y culpabilidad, inhabilidad para sentir placer, deterioro en el trabajo escolar y cambios en los hábitos de comer y de dormir.

✓ Desórdenes de la Alimentación: se puede privar de alimentación (anorexia nervosa), o bien comer en exceso, haciéndose vomitar luego (bulimia), o una combinación de ambas.

✓ Desorden Bipolar (maníaco-depresivo): períodos de depresión alternan con períodos maniáticos los cuales pueden incluir: irritabilidad excesiva, euforia ("high") o buen humor, energía excesiva, problemas del comportamiento, mantenerse despierto hasta altas horas por la noche y planes grandiosos.

✓ Psicosis: los síntomas incluyen las creencias irracionales, la paranoia, las alucinaciones (ver cosas u oír sonidos que no existen), el aislamiento social, el apegamiento, el comportamiento extraño, la terquedad extrema, los rituales persistentes y el deterioro en los hábitos personales. Se puede ver en los desórdenes del desarrollo, depresión severa, desorden esquizoafectivo, esquizofrenia y en algunas formas de abuso de sustancias.

✓ Autismo (u otro desorden del desarrollo penetrante tal como el Síndrome de Asperger): caracterizado por déficits severos de interacción social, lenguaje y/o el pensar y la capacidad para aprender y generalmente se diagnostica cuando el niño es pequeño.

✓ Agresión severa: puede incluir el asaltar, hacer daño excesivo a la propiedad, el prolongado abuso a si mismo tal como el darse en la cabeza o el cortarse.

✓ Problemas al dormir: los síntomas puede incluir insomnio, los terrores nocturnos, el caminar dormido, el temor por la separación y la ansiedad.

A tener en cuenta

Los padres, niños y adolescentes deben tomar muy en serio el tratamiento con medicamentos psiquiátricos. Los padres deben hacer una serie de preguntas antes de que el niño o el adolescente comiencen a tomar los medicamentos psiquiátricos. Los padres de niños y adolescentes tienen que informarse bien acerca de los medicamentos. Si a los padres les queda alguna duda seria después de haber hecho todas las preguntas, se deben sentir en libertad de solicitar una segunda opinión de un psiquiatra de niños y adolescentes.

La información a los padres sobre el uso de los medicamentos

Vamos a exponer a continuación una serie de cuestiones que puede servir para llevar a cabo la función de información.

Cómo dar las medicinas a los niños

A un niño que está bajo atención médica, es de gran importancia que se sepa cómo suministrarle las medicinas adecuadamente.

➢ Medicinas sin receta médica

Hay medicinas obtenibles sin necesidad de una receta médica. Usted puede encontrarlas fácilmente en los estantes de las farmacias. Estas medicinas tienen información en la etiqueta correspondiente. Siempre lea la información antes de usar la medicina. Esta información le dice a usted:

- Qué cantidad debe darle al niño
- Con qué frecuencia la debe administrar
- Qué clase de medicina es
- Lo que usted debe saber sobre el uso de la medicina
- Si la medicina es buena para los niños.

➢ Si no tiene recomendaciones acerca de dosis para niños menores de 12 años, pregúntele a su médico o farmacéutico: ¿qué cantidad y cuándo debe dársela?

➤ Si la medicina contiene alcohol, como sucede con algunos jarabes para la tos, usted deberá preguntarle a su médico si está bien que su niño lo tome.

➤ Antes de comprar uno de estos productos, asegúrese de que el sello de seguridad no está dañado. Si está roto o quebrado, escoja otra botella o caja en buen estado y muéstrele la dañada a su farmacéutico o al dependiente de la farmacia.

➤ Si el niño/a está resfriado, tiene gripe o varicela, no le dé medicinas conteniendo aspirina o fármacos similares conocidas como "salicilatos", a menos que sean aprobadas por un médico. Aspirinas y otros salicilatos al ser tomadas por niños con síntomas de resfriado, gripe y varicelas, pueden ser causa de una rara pero a veces fatal consecuencia conocida como el Síndrome de Reye. En lugar de aspirina y otros salicilatos, usted puede darle al niño/a paracetamol.

Medicina con receta

Si recibe una receta para su niño, antes de salir de la consulta haga preguntas con respecto a la medicina. Algunas de ellas pueden ser:

- ¿Para qué es esta medicina y cuál es su nombre?
- ¿Causará problemas esta medicina con otras que el niño/a está tomando?
- ¿Con qué frecuencia debe tomarla?
- ¿Durante cuánto tiempo necesita tomarla?
- ¿Qué sucedería si olvido darle una dosis?
- ¿Cuándo empezará a trabajar la medicina?
- ¿Qué efectos adversos causa esta medicina?
- ¿Qué debo hacer si el niño/a sufre algunos de los efectos adversos de la medicina?
- ¿Debo parar de darle la medicina al niño/a aunque se sienta mejor?
- ¿Hay alguna versión genérica menos costosa que yo pudiera usar?

Midiendo las dosis

Las medicinas líquidas usualmente traen un pequeño vaso, una cuchara o una jeringuilla para ayudar a medir la dosis apropiada. Asegúrese de usarlas. Los instrumentos que vienen con las medicinas son mejores para medirlas porque una cuchara casera retiene una capacidad de medicina muy diferente. Por ejemplo, una cucharita de cocina puede retener casi el doble de otra, porque los tamaños varían.

Los números en los instrumentos para medir las dosis, usualmente son muy pequeños y por lo tanto, es preciso leerlos con cuidado. Vamos a exponer a continuación, los tipos más comunes de instrumentos para medir la dosis y consejos para su uso:

Vasos para dosis

Para niños que pueden beber de una taza sin derramar el contenido. Mire de cerca al nivel de sus ojos sobre una superficie plana los números a un lado de la taza para estar seguro de que la cantidad que ve en el vaso, es la dosis correcta.

Cucharas cilíndricas

Especiales para niños que pueden beber pero no tienen control sobre el recipiente. La cuchara se asemeja a un cilindro con una pequeña cuchara en la parte superior.

Cuentagotas

Para niños que no pueden beber de una taza. Ponga la medicina dentro del cuentagotas y mida la cantidad de la dosis al nivel de sus ojos. Ponga el cuentagotas en la boca del niño rápidamente antes de que la medicina se escape.

Jeringuillas

Para los niños que no pueden beber de una taza. Se puede colocar la medicina en la parte de atrás de la boca del pequeño, donde es menos seguro que él la va a derramar.

Algunas jeringuillas están provistas de tapas para evitar que la medicina se escape. Asegúrese de remover la tapa antes de suministrar la medicina, porque es peligroso que el niño se atragante con ella. Deseche la tapa o póngala lejos del alcance del niño.

La jeringuilla se puede llenar con la dosis indicada y dejarla tapada para usarla más tarde. Asegúrese de remover la tapa antes de darle la medicina al pequeño.

Principios para enseñar a los niños y adolescentes a utilizar los medicamentos
Existen unos principios para educar a niños y adolescentes en el uso de medicamentos y para que, en la medida de los posible, sean responsables de como toman sus medicamentos. Estos principios no especifican la edad de los niños por considerar que hay diferentes niveles de madurez, capacidad y experiencia en niños con la misma edad cronológica.

Los principios son:

1. Los niños, como usuarios de medicamentos, tienen derecho a recibir información apropiada sobre sus medicamentos; esta información debe proveerse teniendo en cuenta el estado de salud de los niños, su capacidad y su cultura.

2. Los niños quieren saber. Los proveedores de servicios de salud y los educadores deben comunicarse directamente con los niños al hablar de los medicamentos.

3. El interés de los niños por los medicamentos debe promoverse, y debe enseñárseles a preguntar a los profesionales de la salud, a los padres y a otras personas sobre cómo deben tomar sus medicinas y cómo manejar otras terapias.

4. Los niños aprenden por el ejemplo. Las acciones de los padres y de otros cuidadores deben demostrar a los niños como usar los medicamentos apropiadamente.

5. Los niños, los padres, y los proveedores de salud deben determinar cómo transferir la responsabilidad por el uso de medicamentos a los niños de forma que se respete la responsabilidad de los padres y también la capacidad de los niños.

6. La educación de los niños sobre el uso de medicamentos debería tener en cuenta lo que el niño quiere aprender sobre medicamentos, así como lo que los profesionales creen que debería saber.

7. El programa de educación para la salud que se imparte en las escuelas debe incluir información sobre el uso apropiado de medicamentos.

8. La educación de los niños sobre los medicamentos debe incluir información básica sobre el uso de medicamentos y su mala utilización, así como sobre los medicamentos que el niño está usando.

9. Los niños tienen derecho a recibir la información necesaria para evitar que se envenenen con medicamentos.

10. Cuando los padres aceptan que un niño participe en un ensayo clínico hay que asegurarse de que el niño recibe la información necesaria para decidir si quiere o no ser parte del experimento.

En la definición de medicamento/medicina se incluyen tanto los medicamentos que precisan receta, como los que no la precisan, las hierbas medicinales y los suplementos nutricionales

Las intoxicaciones medicamentosas

Los niños están particularmente expuestos a las intoxicaciones medicamentosas. Es por todos conocido lo atractivas que pueden resultar para un pequeño las cápsulas o comprimidos de colores vivos empaquetados cuidadosamente en sus envases. Por ello, es conveniente tomar ciertas precauciones a la hora de guardar en casa las medicinas o permitir al niño la automedicación de ciertos tratamientos.

La causa más frecuente de intoxicaciones (más del 30 %) la constituyen los medicamentos, seguidos de productos del hogar (~ 25 %), alimentos, tabaco y licores (~ 12 %) y productos químicos (~ 5 %).

Las intoxicaciones medicamentosas más graves, que pueden ser mortales, son producidas por antidepresivos tricíclicos, antihistamínicos (indicados en procesos alérgicos), aspirina, benzodiazepinas (en estados de ansiedad, depresión alteraciones nerviosas, etc), y otros como simpaticomiméticos (indicados para muchas patologías distintas). Las intoxicaciones por medicamentos son 3,5 veces más frecuentes en los niños menores de 15 años (especialmente en los de 2-3 años) que en los mayores de 15 años.

¿A que se deben las intoxicaciones?
Normalmente, y en la mayoría de los casos los motivos que llevan a una intoxicación, son:

a) Ingesta accidental de fármacos en los niños pequeños que comienzan a explorar su entorno y tienen acceso a su medicación (salicilatos, antidepresivos) o a la utilizada por sus familiares.

b) Intoxicaciones en el curso de un tratamiento derivadas del desconocimiento de la farmacología clínica de los fármacos en el niño (kernicterus por sulfamidas, síndrome del niño gris por cloranfenicol e intoxicaciones por teofilina) o de errores o dificultad en la dosificación.

c) Intentos suicidas, más frecuentes en la adolescencia (salicilatos, paracetamol, benzodiazepinas y barbitúricos).

Precauciones a la hora de prevenir estos riesgos:

✓ Evitar los medicamentos que han demostrado ser peligrosos en el niño (tetraciclinas y cloranfenicol).

✓ Evitar los medicamentos innecesarios.

✓ Elegir medicamentos que hayan demostrado ser eficaces y seguros en el niño/a.

✓ Diseñar un tratamiento adecuado en cuanto a dosis y forma de administración teniendo en cuenta que el niño no es un adulto de poco peso, especialmente en el neonato.

✓ Controlar el tratamiento, si es necesario mediante la monitorización de los niveles séricos, de fármacos como aminoglucósidos, antiepilépticos, antineoplásicos, corticoides, digoxina o teofilina.

✓ Diseñar un tratamiento lo más simple posible, dar instrucciones claras y controlar el cumplimiento terapéutico y la retirada de la medicación.

✓ Utilizar envases que resulten difíciles de abrir por el niño/a.

✓ Guardar los medicamentos que utiliza el niño o sus familiares en un botiquín fuera del alcance de los niños y cerrado con llave.

✓ No guardar en el hogar los medicamentos que sobran, ya que, además de favorecer la automedicación, pueden caducar y ser ineficaces o incluso perjudiciales.

✓ Evitar la automedicación.

✓ Evitar los juegos infantiles con "medicinas".

En caso de intoxicación, las medidas a tomar suelen ser trasladar urgentemente al pequeño a un centro médico, pero en estos casos, a veces las medidas en el hogar pueden paliar unos efectos más graves para la salud del pequeño en caso de no actuar urgentemente, por ejemplo saber si provocar el vómito del niño/a, administrarle una simple cantidad de bicarbonato, o dos cucharadas de leche pueden en determinados casos ayudar de un modo importante al pequeño.

Recomendaciones para evitar los errores médicos en los niños

Los errores médicos suceden cuando algo que estaba planeado como parte de la atención médica no sale bien, o cuando inicialmente se usa un plan equivocado. Muchas personas mueren al año en hospitales a causa de errores médicos.

Los errores médicos pueden ocurrir en todas partes del sistema de atención médica:

- Hospitales.
- Clínicas.
- Centros quirúrgicos de pacientes externos.
- Consultorios médicos.
- Farmacias.
- Hogares de pacientes.

En los errores pueden estar implicados:

- ✓ Medicamentos.
- ✓ Cirugía.
- ✓ Diagnóstico.
- ✓ Equipo.
- ✓ Informes de laboratorio.

La mayoría de los errores son causados por problemas creados debido a la complejidad del sistema de atención médica de hoy en día. Pero los errores también ocurren cuando los médicos y sus pacientes tienen problemas para comunicarse. Por ejemplo, un estudio patrocinado por la Agency for Healthcare Research and Quality (AHRQ) descubrió que los médicos a menudo no hacen lo suficiente para ayudar a sus pacientes a tomar decisiones informadas.

Los pacientes que no participan en el proceso ni están informados, tienen una menor probabilidad de aceptar el tratamiento elegido por el médico y de hacer lo que es necesario para permitir que el tratamiento dé resultado.

¿Qué se puede hacer?

1. La manera más importante para ayudar a prevenir errores es ser un miembro activo del equipo de atención médica del niño/a.
Esto significa participar en cada decisión que se tome respecto a la atención médica del niño/a. La investigación indica que los padres que participan más en la atención médica de sus hijos tienden a obtener mejores resultados.

2. Asegúrese de que todos los médicos del niño/a sepan todo lo que él o ella está tomando y cuánto pesa. Esto incluye medicamentos recetados y sin receta, y suplementos dietéticos como vitaminas y hierbas.

Por lo menos una vez al año, lleve todos los medicamentos y suplementos que toma su hijo/a a su médico. Llevar los medicamentos puede ayudarle a usted y al médico a hablar de ellos y determinar si hay algún problema. Conocer el historial de medicamentos y el peso de su niño/a puede ayudar al médico a mantener su expediente médico al día, lo que puede ayudar al niño/a a obtener una mejor atención médica.

3. Asegúrese de que el médico conozca las alergias que tiene el niño/a y cómo reacciona a los medicamentos. Esto puede ayudarle a evitar algún medicamento que pueda hacerle daño.

4. Cuando el médico le extienda una receta, asegúrese de que puede leerla. Si usted no puede leer la letra del médico, puede ser que el farmacéutico tampoco pueda hacerlo. Pídale al médico que use letra de molde para escribir el nombre del medicamento.

5. Cuando recoja el medicamento en la farmacia, pregunte: ¿es éste el medicamento que recetó el médico?
Un estudio del Massachusetts College of Pharmacy and Allied Health Sciences descubrió que el 88 por ciento de los errores con medicamentos se debía al uso del medicamento equivocado o a una dosis incorrecta.

6. Pida información sobre el medicamento de su niño/a en términos que usted pueda entender, tanto cuando se receta el medicamento como cuando los reciba en el hospital o farmacia.

- ¿Cómo se llama el medicamento?
- ¿Para qué es el medicamento?
- ¿Es adecuada para mi niño/a la dosis de este medicamento basado en su peso?
- ¿Con qué frecuencia tiene que tomar el medicamento y por cuánto tiempo?
- ¿Qué efectos secundarios puede tener? ¿Qué hago si ocurren?
- ¿Es seguro que tome este medicamento mi niño/a además de los otros medicamentos o suplementos dietéticos?
- ¿Qué alimentos, bebidas o actividades debe evitar mi niño/a mientras esté tomando este medicamento?
- ¿Cuándo debe haber una mejoría?

7. Si tiene alguna duda acerca de las instrucciones en la etiqueta del medicamento de su niño/a, pregunte.

Las etiquetas de los medicamentos pueden ser difíciles de comprender.

Por ejemplo, pregunte si "cuatro dosis diarias" quiere decir tomar una dosis cada 6 horas durante las 24 horas o sólo durante las horas en que su niño/a está despierto.

8. Pregúntele al farmacéutico cuál es el mejor dispositivo para medir las medicinas líquidas del niño/a. Además, pregunte cómo usar el dispositivo si no lo entiende.

Las investigaciones indican que muchas personas no entienden la manera correcta de medir los medicamentos líquidos. Por ejemplo, muchas personas usan cucharas domésticas, las cuales frecuentemente no son de la medida correcta de una cucharadita de líquido. Los dispositivos especiales, como las jeringuillas marcadas, ayudan a las personas a medir la dosis correcta. El que le expliquen cómo usarlos le ayuda aún más.

9. Pida que le den información por escrito sobre los efectos secundarios que puede causar el medicamento del niño/a.

Si sabe lo que podría pasar, estará mejor preparado si ocurre, o si sucede algo inesperado. De ese modo, usted puede informar inmediatamente el problema y obtener ayuda si empeora. Un estudio descubrió que la información escrita de los medicamentos puede ayudarles a las personas a reconocer el problema de los efectos secundarios. Si su niño/a sufre efectos secundarios, avise inmediatamente al médico y al farmacéutico.

10. Si su niño/a está hospitalizado/a, pregúntele a todo el personal de atención médica que tenga contacto directo con él o ella si se lavó las manos.

Lavarse las manos es una manera importante de evitar la diseminación de infecciones en los hospitales. Aun así, no se practica con regularidad o minuciosamente. Un estudio descubrió que cuando los pacientes verificaban si el personal médico se había lavado las manos, dichas personas se lavaron las manos más frecuentemente y con más jabón.

11. Cuando vayan a dar de alta a su niño/a, pídale al médico que le explique el plan de tratamiento que usted usará en casa.

Esto incluye aprender cuáles medicamentos tomará su niño/a y cuándo puede volver a sus actividades regulares. Las investigaciones muestran que al momento de dar de alta a un paciente, los médicos piensan que las personas entienden más de lo que en realidad entienden acerca de lo que deben y no deben hacer cuando regresan a su casa.

12. Si su niño/a tendrá una cirugía, asegúrese de que su médico y el cirujano estén de acuerdo y quede bien claro lo qué se va a hacer.

Realizar una cirugía en el lugar equivocado (por ejemplo, operar la rodilla izquierda en lugar de la derecha) es raro, pero incluso una vez es demasiado. Las buenas noticias son que la cirugía en el lado equivocado puede prevenirse completamente.

13. No se quede callado si tiene preguntas o preocupaciones.

Usted tiene el derecho a interrogar a cualquier persona que esté involucrada en la atención de su niño/a.

14. Asegúrese de saber quién está a cargo de la atención de su niño/a. Esto es especialmente importante si su niño/a tiene muchos problemas médicos o está hospitalizado/a.

15. Asegúrese de que todos los profesionales médicos que participan en la atención de su niño/a tengan toda la información importante acerca de él o ella. No suponga que todos saben todo lo que tienen que saber. No tema decirlo.

16. Pídale a un familiar o amigo que esté con usted y actúe como su defensor. Elija a alguien que pueda ayudar a que se hagan las cosas y que hable en su lugar si usted no está presente.

17. Pregunte para qué se está realizando cada análisis o procedimiento. Es buena idea enterarse de por qué se necesita un análisis o procedimiento y cómo puede ayudar. Podría ser que su niño/a no los necesite.

18. Si le realiza algún tipo de análisis a su niño/a, pregunte cuándo estarán disponibles los resultados. Si no le llama el médico o el laboratorio, llame y pida los resultados.

19. Infórmese acerca de la afección y el tratamiento de su niño/a preguntándole al médico y a la enfermera y usando todas las demás fuentes confiables.

El botiquín infantil
Desde el mismo momento del nacimiento, en la sala de partos, se inicia una relación entre niño y medicamento. Es precisamente en los primeros 3-4 años de vida cuantas más veces se consulta al pediatra y cuando más necesidad de medicarles tenemos. Sin embargo, también es ese el periodo de tiempo donde más frecuentemente se ingieren fármacos no

deseables o dosis excesivas de los mismos, constituyendo, quizás, el accidente infantil más fácilmente evitable.

Vamos a ayudarle a componer un pequeño botiquín para el domicilio, que contenga justo lo necesario, y a seguir un conjunto de normas para evitar que los niños puedan intoxicarse con esos medicamentos.

Los componentes básicos de un botiquín infantil son:

- ✓ Un termómetro
- ✓ Un antiséptico para curar heridas (povidona iodada, agua oxigenada, clorhexidina, etc.)
- ✓ Gasas, tiritas y esparadrapos para cubrirla en caso necesario y como fármacos, únicamente aquellos del tipo analgésico-antipirético, es decir, medicamentos para tratar la fiebre y el dolor. Los más utilizados son el paracetamol y el ibuprofeno.
- ✓ Así mismo, cuando el niño tenga catarro, también podremos tener suero o cualquier preparado para la limpieza de la nariz.

Como norma general guardaremos este botiquín siempre en el mismo sitio, donde fácilmente recordemos su ubicación, fuera del alcance o vista de los niños, en un armario o ubicación cerrado con llave, utilizando el preparado comercial que tenga frasco de seguridad y manteniéndolo con el prospecto e indicaciones del fabricante.

No es conveniente guardar las medicinas en recipientes que puedan llamar la atención del niño/a, como por ejemplo, cajas de galletas o bombones, sino en cajas que destinaremos específicamente para ese fin. Lo revisaremos de forma periódica para comprobar la fecha de caducidad de las medicaciones y repondremos aquello que hayamos utilizado.

Si el niño/a tiene una enfermedad crónica (por ejemplo, asma), debemos incluir también los medicamentos que tome de forma habitual (por ejemplo, broncodilatadores). De esa caja siempre excluiremos medicinas que nos hayan "sobrado" de otros procesos, como por ejemplo antibióticos, mucolíticos, anticatarrales, antitusígenos, etc., que debemos tirar una vez haya finalizado su uso.

En caso de viajes o periodos de vacaciones fuera de casa, llevaremos con nosotros un botiquín similar, al que podremos añadir cremas de protección solar, preparados para después del sol y medicación para el mareo en caso de que el niño lo padezca. Así mismo, debemos llevar con nosotros las cartillas sanitarias individuales de la seguridad social o de nuestro seguro médico habitual, y una vez instalados en el sitio de destino, conocer el centro sanitario donde podamos acudir con ellos en caso de enfermedad.

Antes de darle cualquier medicamento a nuestros hijos, es preciso que sepamos específicamente su nombre y para qué sirve (por ejemplo amoxicilina es un antibiótico), su forma de administración (habitualmente jarabes o sobres), cada cuánto debemos dárselo y durante cuánto tiempo (por ejemplo, cada 8 horas durante diez días), los posibles efectos no deseados que puedan presentarse con la toma (por ejemplo estreñimiento al tomar codeína) y por supuesto, la dosis del mismo.

Debemos recordar que la dosificación de los medicamentos en pediatría se hace en virtud del peso del niño y no de la edad, y por lo tanto los jarabes los mediremos en mililitros o centímetros cúbicos (son sinónimos). La automedicación y el incumplimiento terapéutico (dejar de darle el antibiótico antes de finalizar el tratamiento) son prácticas muy difundidas entre nosotros y por extensión hacemos partícipes a los niños.

Recuerden que nuestros hijos intentarán imitar todo aquello que hacemos, más, si cabe, nuestros hábitos. Por ese motivo no es conveniente que tomemos nuestras medicinas en su presencia, ni debemos decirle nunca lo "rico" o "bueno" que está este o ese jarabe.

Haga partícipe a su hijo/a de su propia enfermedad, dígale que está malito/a y por qué, y cuando le administre un medicamento, asegúrese de que el niño/a adquiera conciencia de ello. De esa manera evitará que lo tome por su cuenta. Procure utilizar estos consejos para usted mismo y recuerde que ellos siempre tratarán de imitarnos.

Los medicamentos en los ancianos

El envejecimiento progresivo de la población, particularmente más notorio en los países industrializados, plantea toda una nueva problemática socio-sanitaria, cultural y económica. Las causas de este envejecimiento están relacionadas con el evidente descenso de la natalidad y la disminución de la morbilidad y mortalidad consecuencia de los progresos sanitarios y sociales de los últimos años.

Los índices de envejecimiento de los países desarrollados han crecido vertiginosamente en las últimas décadas. Al mismo tiempo que envejece la población, existe cada vez una mayor proporción de personas muy ancianas con respecto al conjunto de la población envejecida.

A medida que la edad del individuo avanza, la morbilidad va en aumento; de forma que, la prevalencia de enfermedades crónicas y de incapacidades son superiores a las que se presentan en otros etapas de la vida, lo que origina un aumento de la utilización de recursos sanitarios y que los ancianos consuman un elevado número de fármacos en comparación con el resto de la población

Todas estas circunstancias han motivado que el interés por la utilización de los medicamentos en el anciano haya crecido en los últimos años, aumentando considerablemente el número de estudios y artículos sobre este tema publicados en la literatura biomédica.

Sin embargo, la terapéutica farmacológica de los ancianos continúa planteando importantes dificultades. La principal es la indefinición del sujeto; ya que, no se puede hablar del anciano como de un estado concreto y perfectamente definido, al existir una diversidad de características (fisiopatológicas, sociales, económicas, culturales, etc.) condicionando que se dé una importante variabilidad individual que impide generalizar conceptos y dificulta la extrapolación de los datos obtenidos en grupos de población reducidos y concretos

Problemática del tratamiento farmacológico de los ancianos
La terapia medicamentosa de los pacientes ancianos plantea numerosos problemas. Como punto de partida podemos afrontar esta problemática desde tres perspectivas principales, que interactúan entre sí:
- El paciente.
- El personal sanitario.
- El medicamento.

El paciente
La múltiple morbilidad de los ancianos obliga a un consumo de mayor cantidad, duración y variedad que los sujetos jóvenes, lo que supone un riesgo superior de experimentar reacciones adversas

La falta de cumplimiento del tratamiento y los errores en la administración de los medicamentos aumentan con la edad del paciente. Esto está motivado, en parte, como consecuencia de las características del mismo tratamiento (elevado número de fármacos, con distintas pautas de administración); junto a las condiciones de los pacientes (fallos de la memoria, pérdida de la visión y merma de la destreza manual). En algunos casos, el envasado y empaquetado de ciertos medicamentos dificulta innecesariamente el cumplimiento

El personal sanitario
Existe un desconocimiento, en gran parte motivado por una formación insuficiente, sobre las diferencias existentes entre los ancianos y los jóvenes en relación a los tratamientos farmacológicos.

En parte, este déficit de formación está motivado por la ausencia de información científica sobre numerosos aspectos -aún por conocer- en relación a la utilización de medicamentos en este grupo de edad.

El medicamento

El proceso de envejecimiento condiciona la acción de los medicamentos sobre el organismo, lo cual implica que existan ciertas diferencias, y aspectos específicos, en relación al empleo de los medicamentos en este grupo de edad. En función de cada fármaco, pueden existir marcadas diferencias entre las personas jóvenes y las más ancianas

Cambios en la distribución de los medicamentos a través del cuerpo asociados al envejecimiento

Los cambios fisiológicos asociados al envejecimiento influyen en los procesos de absorción, distribución, metabolismo y excreción de los medicamentos.

➤ Absorción

Tras su administración por vía oral, la absorción de los medicamentos puede verse afectada por una serie de cambios en el tracto gastrointestinal asociados al envejecimiento:

- Disminución de la acidez (incremento del pH) del contenido gástrico, que entre los ancianos parece más acusada en mujeres que en hombres, pudiendo -en teoría- provocar cambios en la solubilidad y el grado de ionización de numerosos fármacos. Sin embargo, estudios recientes no han mostrado la existencia de una relación entre la edad del paciente y la aparición de aclorhidria.

- Disminución del riego sanguíneo y de la motilidad del tracto gastrointestinal.

- Disminución de la actividad de algunos de los sistemas de transporte activo para fármacos o nutrientes (calcio, hierro, vitaminas B1 y B12). La absorción de la mayoría de los medicamentos se produce por difusión pasiva, por lo que este cambio fisiológico parece tener un pequeño efecto sobre la farmacocinética de los medicamentos.

- El uso frecuente de los antiácidos por parte de la población anciana puede disminuir la absorción de numerosos medicamentos, cuando se administran conjuntamente.

➢ **Distribución**

La distribución de un medicamento en el organismo depende de distintos factores, entre los más importantes se incluyen la composición corporal, el grado de unión del fármaco a las proteínas plasmáticas y el riego sanguíneo de los diferentes órganos del cuerpo humano Los cambios fisiológicos en los ancianos pueden tener un efecto pronunciado sobre la distribución de los medicamentos:

- Cambios en la composición corporal: Los mayores presentan menor masa corporal, y menor contenido de agua, que los sujetos jóvenes; por lo que, si se emplean iguales dosis en los ancianos que en los jóvenes, cabe esperar que se alcancen mayores concentraciones plasmáticas y tisulares para los fármacos hidrosolubles (digoxina, aminoglucósidos, etc.) al verse disminuido su volumen de distribución por estos cambios en la composición corporal

De forma adicional, también se observa en los ancianos una aumento de la grasa corporal –en detrimento de la masa muscular-que puede facilitar la acumulación (y la consiguiente prolongación del efecto) de los fármacos liposolubles, como ocurre con algunas benzodiazepinas (diazepam y clordiazepoxido) y antipsicóticos.

- Unión a proteínas plasmáticas: Como consecuencia del proceso de envejecimiento se produce una tendencia a la disminución de las concentraciones plasmáticas de albúmina, sin que varíen en la mayoría de los ancianos las concentraciones de proteínas totales, al aumentar las gammaglobulinas y las glicoproteínas.

La concentración de albúmina constituye uno de los factores principales que determinan la cantidad del fármaco que va a unirse a las proteínas y la cantidad que permanece libre. El fármaco cuando está unido a las proteínas no atraviesa las membranas y no puede abandonar la circulación sanguínea; sin embargo, la fracción que permanece libre (no ligada) puede difundir a los tejidos

En el anciano, como consecuencia de la disminución de las concentraciones plasmáticas de albúmina, la proporción de fármaco libre puede verse aumentada con aquellos medicamentos que presentan una elevada unión a la proteínas plasmáticas, como: anticoagulantes orales, antidiabéticos orales, salicilatos, fenitoina, etc.

El envejecimiento también se asocia a una disminución en la unión de algunos medicamentos a los glóbulos rojos, aumentando las concentraciones del fármaco libre. Como ocurría con los fármacos que presentan un alto grado de unión a la albumina, el uso concomitante de fármacos que presentan un alto grado de unión a los hematíes (como por ejemplo, meperidina, acetazolamida o clortalidona) puede producir un aumento en la respuesta farmacológica.

> **Metabolismo / biotransformacion**
El metabolismo hepático de los medicamentos se produce como consecuencia de la acción de dos sistemas enzimáticos. La primera fase de la biotransformación (en la mayoría de los casos, oxidativa) incluye distintas reacciones químicas (hidroxilación, hidrólisis, etc.) que inducen pequeñas modificaciones en la

molécula del fármaco. Dichas modificaciones, permiten hacerlos más hidrofílicos, manteniéndose en la mayoría de los fármacos (de forma parcial o completa) la actividad farmacológica. Este sistema enzimático frecuentemente presenta disminuida su actividad en los ancianos.

La segunda fase de la biotransformación (conjugación), incluye distintos procesos químicos que producen que la molécula del fármaco se una a otras (acetato, glucuronido o sulfato) dando lugar a moléculas con ninguna (o escasa) actividad farmacológica.

Esta fase del metabolismo se ve mínimamente modificada como consecuencia del envejecimiento. El proceso de envejecimiento puede provocar diversos cambios en el metabolismo de los medicamentos, como consecuencia de la disminución de la masa hepática y del riego sanguíneo.

Este declive, se inicia a los 25 años y continúa hasta los 65 aproximadamente; de manera que, es posible que en edades superiores a los 65 años se dé una reducción hasta del 45%. Al mismo tiempo, las pruebas de función hepáticas permanecen normales y los niveles de transaminasas, fosfatasa alcalina y bilirrubina sérica total no varían con respecto a los valores encontrados en sujetos más jóvenes.

Así, la capacidad metabólica del hígado se reduce al aumentar la edad, afectando especialmente al metabolismo oxidativo de algunos medicamentos. De manera que, si se administran a los ancianos dosis estándar de fármacos que se metabolizan principalmente por esta vía, pueden verse incrementadas las concentraciones plasmáticas acumulándose en el organismo.

Estos resultados no permiten formular generalizaciones simples sobre los efectos de la edad sobre el metabolismo de los

143

medicamentos al presentar los procesos metabólicos una considerable variación interindividual, viéndose afectados sustancialmente por diversos factores: sexo, factores genéticos y ambientales, tabaco, estado nutricional, enfermedades, etc..

➢ Excreción renal

Con frecuencia, los cambios en la vida media de los medicamentos que ocurren en los ancianos son consecuencia de alteraciones en el aclaramiento; que, a veces, obligan a modificar la dosificación para obtener efectos terapéutico óptimos y prevenir la aparición de posibles efectos adversos.

Asociado al proceso de envejecimiento, aunque con una considerable variación interindividual, se produce un declive en el funcionamiento renal disminuyendo el índice de filtrado glomerular, la capacidad de concentrar la orina y retener sodio, el aclaramiento de creatinina y el riego sanguíneo renal. Tal vez, sea éste el cambio en la farmacocinética debido al envejecimiento que resulta más documentado, predecible y fácil de vigilar.

En los ancianos, al mismo tiempo que disminuye la masa muscular, decrece la cantidad de creatinina producida por dicho tejido muscular. De manera que, la creatinina que se produce no se elimina de forma tan eficiente como en los adultos jóvenes. Los niveles de creatinina pueden permanecer relativamente sin modificaciones durante el envejecimiento, no reflejando de forma exacta la función renal, a no ser que se realicen estimaciones basadas en el sexo, edad y peso del paciente.

Los medicamentos que son excretados en su mayor parte por la orina (como es el caso de cimetidina, digoxina, litio, quinidina y la mayoría de los antimicrobianos) son los que con mayor probabilidad se eliminarán más lentamente en los ancianos (ya que disminuye su aclaración renal), pudiendo tener una mayor vida media. Sí se emplean en los ancianos dosis estándar de medicamentos de eliminación preferentemente renal, pueden alcanzarse niveles plasmáticos más elevados; y, en función del medicamento de que se trate, manifestaciones de toxicidad.

Cambios en la acción de los medicamentos asociados al envejecimiento

Las diferencias en la respuesta a los medicamentos observadas entre los jóvenes y los ancianos no dependen sólo de los niveles plasmáticos que alcance un determinado fármaco, de su lugar de acción o de la peculiar sensibilidad a los mismos, sino también del progresivo deterioro de los sistemas homeostáticos asociados al envejecimiento y a ciertas enfermedades.

Así, la aparición frecuente de hipotensión ortostática en los ancianos sometidos a tratamiento con fármacos antihipertensivos, neurolépticos o diuréticos, es consecuencia de la disminución (con el envejecimiento) de la actividad de los barorreceptores y a una reducción en el tono venoso periférico.

Los ancianos presentan una menor respuesta al bloqueo o a la estimulación adrenérgica de los receptores beta; sin que al parecer el número de receptores varíe como consecuencia de la edad. La depleción de dopamina en los centros extrapiramidales del cerebro incrementan el riesgo de padecer alteraciones del movimiento (temblores, rigidez, temblor, acatisia y reacciones distónicas agudas) secundarias al tratamiento con antipsicóticos.

Estas variaciones en la farmacodinamia de algunos medicamentos (antihipertensivos, ansiolíticos e hipnóticos, agentes anticolinérgicos, analgésicos narcóticos, etc.) pueden tener como consecuencia que, para unos mismos niveles plasmáticos, aparezca un diferente efecto farmacológico en ancianos que en sujetos más jóvenes.

De todas formas, parece que los factores individuales de cada paciente pueden ser mejores predictores de la respuesta a los medicamentos, que tener en cuenta tan sólo la edad del sujeto.

Alteraciones en el efecto de los medicamentos asociadas al envejecimiento

MEDICAMENTOS	EFECTOS
Benzodiazepinas	Sensibilidad aumentada
Anticoagulantes (warfarina)	Sensibilidad aumentada
Antidiabéticos (sulfonilureas)	Incremento de las reacciones de hipoglucemia
Analgésicos narcóticos	Sensibilidad aumentada
Bloqueantes beta-adrenérgicos (propranolol)	Sensibilidad disminuida

Efectos de algunas enfermedades sobre la distribución de los medicamentos en el cuerpo

Además de los cambios en la farmacocinética de los medicamentos secundarios al proceso de envejecimiento, que hemos visto con anterioridad, habrá también que considerar los efectos debidos a las distintas enfermedades.

ENFERMEDAD	PRODUCE ALTERACIÓN SOBRE
Estenosis pilórica Ulcera péptica. Vagotomía. Gastroparesia diabética Síndromes de malabsorción Resecciones	ABSORCION

gastrointestinales Aclorhidria.	
Insuficiencia cardíaca Hipoalbuminemia (insuficiencia hepática o renal) Amputaciones (disminución de la masa muscular)	DISTRIBUCION
Hepatitis. Insuficiencia hepática. Insuficiencia cardíaca	METABOLISMO (BIOTRANSFORMACION)
Nefropatias (insuficiencia renal) Insuficiencia cardíaca	EXCRECION RENAL

Reacciones adversas

Se entiende por reacción adversa aquellos efectos indeseables que aparecen como consecuencia de la utilización de medicamentos, a dosis terapéuticas, en el diagnóstico o tratamiento de las enfermedades.

Los ancianos presentan un riesgo especial de desarrollar efectos adversos a los medicamentos La frecuencia de reacciones adversas entre los ancianos es de 2 a 7 veces mayor que en la población menor de 60 años; esto es debido en parte al hecho de que lo ancianos consumen más fármacos, y durante períodos más prolongados de tiempo, que los más jóvenes

A esto se añade que los ancianos son más sensibles a los efectos perjudiciales de ciertos fármacos, como consecuencia de las alteraciones farmacodinámicas y farmacocinéticas, y a la disminución de la capacidad de reserva y la reducción de los mecanismos homeostáticos, descritas con anterioridad.

De los anteriores factores, la polimedicación (recibir tratamiento con múltiples fármacos) ha sido la más frecuentemente implicada Aunque el conocimiento clínico apoya la existencia de un riesgo incrementado de aparición de reacciones adversas asociadas a la edad avanzada, parece que existe una gran variabilidad interindividual en el proceso de envejecimiento -incluyendo la naturaleza no uniforme de los cambios farmacocinéticos y farmacodinámicos en los sujetos de edad avanzada- indicando que la realidad puede ser bastante más compleja.

De manera que las características específicas del paciente (fisiológicas y funcionales) son probablemente más importantes que cualquier medida cronológica a la hora de predecir tanto los efectos adversos, como los beneficios, de cualquier tratamiento farmacológico.

Como se ha señalado, una de las dificultades observadas en la detección de las reacciones adversas en los ancianos, radica en el hecho de que a menudo utilizan múltiples medicamentos. Esta situación complica su evaluación; ya que, con frecuencia, los síntomas que presenta el paciente pueden ser causados por varios medicamentos o, por el contrario, no encontrarse descritos para ninguno de ellos.

En numerosos casos las reacciones adversas en los ancianos tienen una presentación atípica, distinta de la observada en sujetos jóvenes. Así, son numerosos los medicamentos que ocasionan reacciones adversas no específicas (como debilidad, fatiga, confusión o nauseas) que pueden no identificarse como efectos adversos e inducir la utilización de nuevos fármacos para tratar estos síntomas.

Esta elevada incidencia de efectos adversos en el grupo de edad más avanzada supone un grave problema de salud pública de importantes consecuencias, al precisar en algunos casos tratamiento hospitalario o incluso producir consecuencias fatales para el paciente. En uno de los estudios más completo sobre la incidencia de efectos adversos entre los ancianos que solicitaban asistencia hospitalaria, se puso de manifiesto que el 15,3% de los ancianos padecían reacciones adversas de importancia clínica; motivando el ingreso hospitalario del paciente en el 10,5% de los casos.

Desgraciadamente, con frecuencia, las reacciones adversas son ignoradas por los propios pacientes, su familia y el personal sanitario al no ser detectadas debido a la creencia de que éstas están causadas por el propio envejecimiento. Asumiéndose que síntomas como confusión, alteraciones en el equilibrio y caídas, somnolencia, vértigos, mareo y debilidad son consecuencia de la edad del paciente, siendo normal por lo tanto su aparición en el anciano.

Pacientes con mayor riesgo de experimentar efectos adversos
Las reacciones adversas aparecen con mayor frecuencia entre los ancianos que en la población general y, entre los ancianos, la frecuencia es superior en las personas más mayores. Algunos factores de riesgo relacionados con experimentar efectos adversos, son: sexo femenino, elevado número de medicamentos administrado, uso de dosificaciones altas, existencia de antecedentes de efectos adversos o de alteraciones en la función hepática y/o renal.

Los ancianos residentes en instituciones presentan un riesgo especial en cuanto a sufrir efectos adversos que, en algunos casos, pueden ser causa de ingreso hospitalario o prolongar la estancia en el hospital.

Si bien, los factores que predisponen a la aparición de efectos adversos varían en función de las características del paciente y del fármaco administrado; se han caracterizado algunos que permiten identificar a los pacientes con mayor riesgo de sufrir efectos adversos, entre los que se incluyen:
- Edad igual o superior a 75 años.
- Bajo peso corporal.

- Recibir un excesivo número de medicamentos.
- Desarrollar nuevos síntomas o cambios en el estado general cuando se realizan modificaciones en el tratamiento.
- Utilización de medicamentos de alto riesgo (estrecho margen terapéutico).
- Presentar alteraciones en la función hepática o renal.

Factores relacionados con el aumento en la incidencia de reacciones adversas en los ancianos

✓ Alteraciones en la distribución y la acción de los medicamentos en el cuerpo.
✓ Frecuente presencia de múltiples enfermedades.
✓ Polimedicación.
✓ Presentación atípica de las enfermedades.
✓ Errores en el diagnostico y prescripción inadecuada.
✓ Recibir prescripciones de varios médicos.
✓ Automedicación.
✓ Acumular medicamentos provenientes de tratamientos anteriores.

Medicamentos con un riesgo particular de producir reacciones adversas en los ancianos

Los medicamentos que se relacionan a continuación, han mostrado un mayor riesgo de producir efectos adversos en los ancianos, por:

- Ser medicamentos cuya aclaramiento se ve frecuentemente disminuido en el anciano, lo que puede originar la aparición de efectos indeseables si se utilizan las dosis usuales (por ejemplo, propranolol).
- Presentar los ancianos una mayor sensibilidad a los efectos de estos fármacos que los sujetos más jóvenes: benzodiazepinas, hipnóticos, antipsicóticos, etc.
- Su uso se asocia a efectos adversos que pueden agravar enfermedades comunes entre la población anciana: fármacos con propiedades anticolinérgicas, antihipertensivos, etc.

ESTADOS CONFUSIONALES	CAIDAS	DEPRESIÓN
Ansiolíticos e hipnóticos (benzodiazepinas)	Ansiolíticos e hipnóticos (benzodiazepinas)	Metildopa
Antidepresivos	Antidepresivos	Reserpina
Antipsicóticos	Antipsicóticos	Bloqueantes beta adrenérgicos
Anticolinérgicos	Antihistamínicos	Ansiolíticos
Antiinflamatorios no Esteroideos (AINES)	Carbamazepina	Levodopa
Levodopa	Fenitoina	Corticosteroides
Bromocriptina	Fenobarbital	
Antidiabéticos (sulfonilureas)	Nitroglicerina	
Corticosteroides	Todos los fármacos causantes de hipotensión postural	
Fenitoina		
Cimetidina		
Ranitidina		

HIPOTENSION POSTURAL	ESTREÑIMIENTO	PARKINSONISMO	INCONTINENCIA URINARIA
Todos los Antihipertensivos	Opiáceos	Antipsicóticos	Diuréticos (poliuria)
Diuréticos	Diuréticos	Antivertiginosos	Ansiolíticos e hipnóticos

			(sobreseda-ción)
Antianginosos	Anticolinérgicos	Metildopa	Antipsicóticos (inhibición a nivel central)
Bloqueantes betaadrenérgi-cos	Antagonistas del calcio	Metocloprami-da	Prazosina (retención urinaria)
Ansiolíticos e hipnóticos	Antidepresivos	Reserpina	Labetalol
Antidepresivos	Antiácidos		Bloqueantes betaadrenér-gicos
Antipsicóticos	Anticonvul-sivantes		Litio (poliuria)
Antihistamí-nicos			
Levodopa	Antipsicóticos		
Bromocriptina	Ansiolíticos		
	Antieméticos		

Alteraciones del comportamiento: desde insomnio, pesadillas, sedación, agitación, irritabilidad hasta delirio, psicosis, alucinaciones
Anticolinérgicos
Antihistamínicos H2: cimetidina, ranitidina
Digoxina
Bromocriptina
Amantadina
Baclofeno

| Levodopa |
| Analgésicos opiáceos |

Peligros potenciales de algunos medicamentos comúnmente empleados en el tratamiento de los ancianos

➢ Agentes anticolinergicos:
Los antiparkinsonianos, antihistamínicos H1 (difenhidramina), antidepresivos tricíclicos, antiespasmódicos gastrointestinales y algunos antipsicóticos (clorpromazina) pueden ser causa de múltiples efectos adversos entre los ancianos: sequedad de boca, retención urinaria, estreñimiento, visión borrosa, confusión y psicosis. Como ya se ha comentado, el paciente de edad avanzada, presenta una mayor sensibilidad a estos efectos anticolinérgicos

➢ Agonistas alfa2-adrenergicos de acción central (metildopa, clonidina, etc.):
Con estos agentes es frecuente la aparición de efectos adversos leves, como: sequedad de boca, congestión nasal y sedación, que a menudo limitan su utilización en pacientes geriátricos.

➢ Analgésicos narcóticos:
Los ancianos son más sensibles a los efectos de todos los analgésicos opiáceos. En estos pacientes, deberán utilizarse a dosis bajas para evitar la sedación, confusión y depresión respiratoria. El estreñimiento puede suponer un problema real con estos medicamentos, que con frecuencia motiva la necesidad de administrar laxantes de forma rutinaria cuando se utilicen analgésicos narcóticos como por ejemplo, codeína.

➢ Antagonistas alfa1-adrenergicos de acción central (prazosina, terazosina, doxazosina, etc.):
Aunque en varones ancianos con hiperplasia prostática el uso de estos agentes puede mejorar los síntomas de obstrucción urinaria,

en mujeres de edad avanzada, pueden agravar la incontinencia urinaria. Cualquiera de estos agentes puede causar hipotensión ortostática, de manera que se recomienda iniciar el tratamiento con dosis pequeñas (administradas a la hora de acostarse). En caso de ser necesario, la dosis se incrementará de forma gradual.

➢ Antagonistas del calcio:
El estreñimiento es frecuente, sobre todo con verapamilo. De forma adicional, también resulta frecuente la aparición de reacciones adversas, como: rubefacción, edema periférico y cefalea; especialmente, cuando se administran antagonistas del calcio derivados dihidropiridínicos (nifedipino, nicardipino, felodipino, amlodipino, etc.).

En los ancianos en tratamiento con estos agentes deben vigilarse los niveles de potasio. La administración de diuréticos ahorradores -o de suplementos- de potasio debe interrumpirse antes de iniciar el tratamiento con antagonistas del calcio.

➢ Anticoagulantes orales:
Entre los ancianos se da un frecuente aumento de la sensibilidad al efecto de estos fármacos, por lo que cuando se utilicen en pacientes de edad avanzada se recomienda vigilar los niveles plasmáticos alcanzados y la aparición de posibles hemorragias.

➢ Antidepresivos tricíclicos:
La depresión supone un grave problema de salud en geriatría, al menos el 15% de los ancianos (no residentes en instituciones) presentan síntomas depresivos significativos. Los antidepresivos tricíclicos se asocian a un mayor riesgo de efectos adversos significativos entre los ancianos incluyendo sedación, hipotensión postural, efectos anticolinérgicos y confusión. De estos, los agentes con mayor potencial de efectos anticolinérgicos (como amitriptilina, doxepina, imipramina) no deberían ser utilizados en estos pacientes.

Al inicio del tratamiento deben utilizarse dosis bajas, incrementándolas de forma gradual, sí es necesario, siempre que se toleren los efectos adversos.

➤ Antieméticos:
Los derivados de las fenotiacinas poseen efectos sedantes y anticolinérgicos; pudiendo producir confusión, hipotensión ortostática, visión borrosa, sequedad de boca y retención urinaria.

➤ Antihistamínicos H2:
Con algunos de estos agentes (cimetidina, ranitidina) se ha observado una disminución del aclaramiento en ancianos, que indica la necesidad de utilizar menores dosis. La administración de dosis estándar en pacientes de edad avanzada (sobre todo si además padecen insuficiencia renal) puede causar cuadros de confusión.

➤ Antiinflamatorios no esteroideos (aines):
Todos pueden ser causa de irritación y hemorragia gastrointestinal, por lo que con independencia de la edad del paciente, deben utilizarse con precaución en pacientes con antecedentes de úlcera péptica. Estudios recientes han puesto de manifiesto que los ancianos parecen más vulnerables a los efectos adversos más graves asociados al uso de AINEs: úlcera, hemorragias y perforación. Al parecer, el período de mayor riesgo de aparición de complicaciones gastrointestinales graves es durante los tres primeros meses de tratamiento.

Aunque la incidencia de **efectos adversos renales** por AINEs parece bastante menor que la gastropatía, cualquiera de estos agentes puede causar nefrotoxicidad (hasta en el 20% de los pacientes de alto riesgo), que a menudo suele aparecer durante los primeros días de tratamiento. De forma adicional, un reciente estudio multicéntrico ha mostrado que el riesgo de desarrollo de enfermedad crónica renal aumenta al doble en los varones mayores de 65 años que utilizan regularmente AINEs.

Los efectos adversos renales más frecuentemente asociados a la utilización de AINEs son: retención de sodio y de líquidos, hiperpotasemia (existe un especial riesgo en pacientes en tratamiento con diuréticos ahorradores de potasio, IECAs o que presentan insuficiencia renal), insuficiencia renal aguda (en especial en pacientes con insuficiencia cardíaca congestiva, síndrome nefrótico, cirrosis con ascitis o hipovolemia). Existen ciertas evidencias de que los pacientes con insuficiencia renal leve (secundaria a hipertensión o diabetes) tienen un riesgo especial de aparición de nefrotoxicidad cuando son tratados con AINEs.

Los AINEs inhiben la broncodilatación mediada por la acción de las prostaglandinas por lo que pueden precipitar la aparición de **broncoespasmo** en individuos predispuestos (con hipersensibilidad al ácido acetilsalicílico o que presenten la triada: poliposis nasal, rinitis y asma.

El riesgo de **lesión hepática** asociada al uso de AINEs es muy bajo. Sin embargo, resulta más frecuente la aparición de reacciones asintomáticas (ligera elevación reversible de las enzimas hepáticas); siendo los ancianos especialmente susceptibles a esta elevación de las transaminasas, que aparece de forma precoz al iniciar el tratamiento.

➢ Antipsicoticos:
A pesar de que la incidencia de trastornos mentales en los mayores de 65 años, es superior a la registrada en otros grupos de edad; con frecuencia estos medicamentos son sobre utilizados en los pacientes ancianos. Aunque pueden ser útiles en el control de las conductas intratables en pacientes con déficits cognitivos, no mejoran la memoria de estos pacientes. Los antipsícoticos

comparten muchos de los efectos adversos sedantes, anticolinérgicos, hipotensores y cardiotóxicos asociados a algunos de los antidepresivos tricíclicos.

La aparición de **cuadros extrapiramidales (parkinsonismo)** es el efecto adverso más frecuentemente asociado a la utilización de antipsicóticos en los ancianos; sobre todo, cuando se utilizan a dosis altas, por lo que están contraindicados en pacientes con enfermedad de Parkinson. Además, los ancianos presentan un mayor riesgo de padecer cuadros de **discinesia tardía** (trastorno del movimiento irreversible) asociados al uso de antipsicóticos. Estos trastornos del movimiento ocurren, con mayor frecuencia, cuando se utilizan antipsicóticos de potencia elevada (haloperidol) durante más de 3 - 6 meses

Las razones anteriores hacen que, estos fármacos, sólo se deban utilizarse en situaciones de urgencia, interrumpiendo su administración en cuanto sea posible. En cualquier caso, las dosis a utilizar en estos pacientes deben ser pequeñas (de la quinta a la cuarta parte de la dosis empleada en adultos jóvenes), resultando imperativo evaluar la respuesta clínica del paciente y vigilar la posible aparición de efectos adversos. En los casos en que sea necesario, puede incrementarse la dosificación de forma lentamente progresiva.

Son muy escasos los estudios disponibles en relación a la utilización de antipsicóticos en pacientes de edad avanzada. La selección del agente a utilizar, en cada paciente en concreto, dependerá de los antecedentes de respuesta a antipsicóticos y del perfil de efectos adversos del fármaco en cuestión.

➢ Betabloqueantes:
Como ya se ha señalado, y como consecuencia de los cambios en la farmacodinamia, puede aparecer una disminución en la respuesta beta-adrenérgica. Los betabloqueantes están dotados de

efectos inotrópicos negativos que pueden empeorar la insuficiencia cardíaca en pacientes que presentan la función sistólica disminuida. Además, su uso en ancianos con claudicación intermitente puede empeorar la sintomatología de estos pacientes.

En pacientes diabéticos, sobre todo en los tratados con insulina, la acción de los betabloqueantes puede prolongar los episodios de hipoglucemia; además, pueden suprimir la taquicardia, uno de los signos precoces de hipoglucemia. Incluso a dosis bajas, y utilizando los betabloqueantes más cardioselectivos (atenolol, metoprolol, acebutolol y bisoprolol) puede aparecer broncoespasmo; lo que hace que deban utilizarse con extrema precaución en pacientes con asma o enfermedad pulmonar obstructiva crónica (EPOC)

Los betabloqueantes liposolubles (propranolol, metoprolol, pindolol, etc.) pueden atravesar la barrera hematoencefálica, presentando un mayor potencial de producción de efectos a nivel del sistema nervioso central (depresión, trastornos del sueño, fatiga) que los betabloqueantes hidrosolubles: atenolol, nadolol, timolol, etc..

➤ Benzodiazepinas:
Constituyen otro de los grupos de medicamentos frecuentemente sobre utilizados en los pacientes geríatricos (15,36,37). Los ancianos por lo general, pasan más tiempo que los jóvenes en la cama; este aumento del tiempo en cama, junto a la frecuente aparición de nocturia y algunas modificaciones en las fases de sueño profundo, les induce a pensar que no duermen lo suficiente, o que la calidad del sueño es mala. En general, se considera que un tiempo de sueño de 6 a 8 horas al día es suficiente para la mayoría de los ancianos.

Algunas benzodiazepinas -como diazepam, flurazepam y clordiazepoxido, entre otras- presentan una **vida media larga** y metabolitos activos de vida media prolongada, pudiendo acumularse en los ancianos. El uso de estas benzodiazepinas de larga duración de acción se ha asociado (entre otros efectos adversos) a un aumento del riesgo de caídas que tienen como consecuencia, en muchos casos, la fractura del cuello del fémur.

Las benzodiazepinas de **vida media corta** (lorazepam, oxazepam, temazepam) producen con mayor frecuencia efectos de rebote como amnesia, ansiedad e insomnio; por lo que algunos autores recomiendan utilizar preferentemente, en los pacientes de edad avanzada, benzodiazepinas con **vida media intermedia** (bromazepam) dado que éstas no parecen sufrir modificaciones en su farmacocinética como consecuencia del envejecimiento.

En cualquier caso, estos medicamentos deben emplearse a dosis bajas -de la mitad a un tercio de las usuales en adultos- durante períodos cortos de tiempo, ya que presentan potencial de dependencia. La interrupción brusca del tratamiento con benzodiazepinas puede precipitar la aparición de un inmediato insomnio de rebote, que puede predisponer al paciente a utilizarlas de forma crónica.

Como ocurre con otros agentes depresores del sistema nervioso central, las benzodiazepinas pueden exacerbar los cuadros de apnea del sueño. Este hecho es especialmente importante entre los ancianos, ya que la prevalencia de apnea del sueño se incrementa sustancialmente al aumentar la edad del sujeto.

➢ Corticosteroides:
Utilizados durante períodos prolongados tienen efectos perjudiciales para los ancianos, incluyendo: osteoporosis, cataratas, aumento del riesgo de glaucoma, pérdida de potasio, atrofia muscular y aumento de los niveles de glucosa.

➢ Digoxina:
La incidencia de reacciones adversas a la digoxina (nauseas, vómitos, arritmias, debilidad y confusión) aumenta con la edad. En parte, esto se debe a la disminución del aclaramiento del fármaco que se observa en este grupo de edad, que ocasiona un estrechamiento del margen de seguridad, al estar muy próximas las concentraciones plasmáticas terapéuticas y las tóxicas. El efecto adverso más grave asociado al tratamiento con digoxina en los pacientes de edad avanzada es la aparición de alteraciones en el ritmo cardíaco.

El perfil de efectos adversos de la digoxina en los ancianos difiere con frecuencia del observado en sujetos más jóvenes, lo que puede ocasionar que estos síntomas inespecíficos puedan ser atribuidos a otros medicamentos administrados al paciente; por lo que se recomienda administrar inicialmente la mitad de la dosis de un adulto estándar.

➢ Diuréticos:
Como consecuencia del déficit de los mecanismos homeostáticos, en las personas de edad avanzada, existe un mayor riesgo de deshidratación e hipotensión postural. Todos los diuréticos pueden causar (o agravar) incontinencia urinaria, hipotensión ortostática y estreñimiento.

Las **diuréticos tiazídicos** pueden causar pérdidas de potasio, sodio y magnesio. Además, pueden elevar los niveles de glucosa y ácido úrico. En los ancianos, deben administrase dosis bajas: de 6,5 a 12,5 hasta 25 mg/día de hidroclorotiazida o clortalidona; ya que, los efectos antihipertensivos adicionales que se consiguen utilizando dosis mayores son mínimos, existiendo un mayor riesgo de aparición de efectos adversos metabólicos.

Además, **las tiazidas** pueden causar retención de calcio, por lo que los suplementos de calcio en pacientes ancianos en tratamiento con tiazidas deben emplearse con precaución. Se ha estimado que, en estos pacientes, la ingesta diaria de calcio debería ser de 500 a 800 mg/día.

➢ Con los **diuréticos del asa (furosemida, bumetanida, etc.)**, ocurre el caso contrario, al promover la excreción de calcio; con lo que, en pacientes de edad avanzada, se precisa la administración de suplementos de calcio (1.000 - 1.500 mg/día).

➢ Los **diuréticos ahorradores de potasio (espironolactona, triamtereno y amilorida, etc.)**, aunque con menor potencial que las tiazidas, pueden causar hiperpotasemia en pacientes con alteraciones en la función renal o que estén bajo tratamiento con IECAS; y cuando se administran junto a suplementos de potasio o sustitutivos de la sal.

➢ Inhibidores del enzima convertidor de angiotensina (iecas):
Con estos fármacos siempre existe un potencial de aparición de reacciones adversas, como hiperpotasemia, especialmente en pacientes mayores con insuficiencia renal; o cuando se utilizan en combinación con diuréticos ahorradores de potasio. Se recomienda -en pacientes de edad avanzada en tratamiento con IECA- vigilar los niveles plasmáticos de electrólitos y creatinina, durante las dos primeras semanas tras iniciar el tratamiento.

➢ Laxantes: el estreñimiento es un problema frecuente entre los ancianos, como consecuencia de cambios dietéticos, deficiente ingesta de fluidos e inmovilidad. Además puede agravarse con la administración de fármacos que reducen la motilidad gastrointestinal, como ocurre con los antiácidos, codeina y agentes anticolinérgicos. No es por tanto de extrañar que el abuso de laxantes sea una situación frecuente entre los ancianos, aunque su uso crónico pueda producir dependencia, deshidratación y pérdida de electrólitos.

El anciano debe evitar el uso de laxantes estimulantes (fenolftaleina, bisacodilo), por el riesgo de desarrollo de dependencia. Las alternativas más seguras, en caso de que sea necesario su uso, serían los formadores de bolo -como el plantago (psyllium)- o los emolientes, como docusato y lactulosa. En cualquier caso, se aconseja utilizarlos a dosis bajas, y durante el menor tiempo posible.

➤ Levodopa: la dosis a administrar se establece de forma individualizado en cada paciente. Su uso se asocia con frecuencia a vértigos e hipotensión postural, además en el anciano puede ser causa de confusión y psicosis.

➤ Nitratos: Nitroglicerina. En muchos de los pacientes en tratamiento con nitratos aparece cefalea, lo que puede causar la falta de cumplimiento del tratamiento. En los ancianos se ha descrito la aparición de hipotensión tras las comidas, que puede aumentar el riesgo de síncope y caída en estos pacientes.

Interacciones
Una interacción entre medicamentos supone la alteración del efecto de un fármaco como consecuencia de la acción de otro. Existen varios mecanismos por los que los fármacos interaccionan entre sí; las de tipo farmacocinético afectan la absorción, distribución, metabolismo o excreción de los medicamentos. El resultado de la interacción puede ser sinérgico (el efecto observado es superior a la suma de los efectos de los medicamentos implicados), potenciador (el efecto observado es más marcado que el previsible a partir de la curva dosis repuesta) o antagonista (el efecto se reduce o anula).

Las interacciones entre medicamentos pueden ser difíciles de evaluar. Se han descrito un elevado número de interacciones potenciales;

aunque, las identificadas por tener significación clínica (producir sintomatología) son muchas menos. Además, son muy numerosos los factores individuales que pueden condicionar la gravedad de los efectos de la interacción en cada persona.

Las personas ancianas presentan un mayor riesgo de padecer interacciones potencialmente graves, debido a:

- ✓ Utilizar más medicamentos que las personas más jóvenes. Se ha estimado que cuando se emplean dos medicamentos, el riesgo potencial de interacción es del 6%; mientras que este potencial aumenta al 50% cuando se administran 5 medicamentos, y es del 100% cuando 8 o más medicamentos son administrados.
- ✓ Presentar frecuentes alteraciones fisiológicas que modifican la farmacocinética de algunos medicamentos.
- ✓ Padecer más enfermedades crónicas, que sujetos más jóvenes.
- ✓ Recibir, con frecuencia, prescripciones de más de un médico.
- ✓ Estar reducidos los mecanismos fisiológicos de regulación (homeostasia).
- ✓ Utilizar con frecuencia medicamentos no prescritos.
- ✓ Recibir tratamientos, en función de las enfermedades predominantes, con medicamentos frecuentemente implicados como causa de interacciones: diuréticos, antiinflamatorios, benzodiazepinas, glucósidos cardíacos, antihipertensivos y antidiabéticos orales.

Medicamentos frecuentemente implicados como causa de interacciones entre los ancianos
- Analgésicos, antiinflamatorios
- Antiepilépticos
- Antidepresivos
- Antihistamínicos
- Agentes cardiovasculares (antiarrítmicos, antianginosos)
- Ansiolíticos e hipnóticos (benzodiazepinas)
- Diuréticos

- Antagonistas del calcio
- Inhibidores del enzima convertidor de angiotensina (IECAS)
- Antidiabéticos orales
- Antiinflamatorios no esteroideos (AINES).

La polimedicación

Aunque hasta la fecha no hay una definición totalmente aceptada, entenderemos por polimedicación la utilización de múltiples medicamentos (bajo prescripción o no) por un mismo paciente. La polimedicación en los ancianos ha sido identificada como el principal factor en cuanto a la seguridad de los medicamentos: reacciones adversas, interacciones y falta de cumplimiento.

Los ancianos utilizan más medicamentos, y durante períodos más prolongados que los más jóvenes; esto es debido, fundamentalmente, a que padecen más síntomas y enfermedades que éstos Estudios transversales han puesto de manifiesto que los pacientes mayores de 65 años presentan una media de 4 síntomas. De forma adicional, y como consecuencia de la pluripatología que presentan, condiciona que a menudo reciban prescripciones de distintos especialistas. Este hecho se ha asociado a la utilización de un mayor número de medicamentos por parte de estos pacientes

Una revisión reciente -de estudios realizados en diversos países- muestra que los pacientes mayores de 65 años utilizan una media de 6 medicamentos prescritos, junto a 1-3,4 medicamentos no prescritos. Las personas ancianas, no domiciliadas en residencias ni en instituciones, utilizan de 3,1 a 7,9 medicamentos de forma regular. Esta situación se acentúa aún más en los ancianos residentes en residencias, ya que reciben de 3,3 a 8,6 fármacos de media. Un estudio transversal muestra la existencia de una elevada incidencia de polimedicación entre nuestros ancianos.

Medicamentos psicoactivos

La utilización de fármacos psicoactivos (ansiolíticos, hipnóticos, antidepresivos y antipsicóticos) es más frecuente entre los ancianos que en otros grupos de edad. De igual manera que ocurre con la generalidad de medicamentos, los ancianos residentes en instituciones reciben tratamiento con estos medicamentos con mayor frecuencia que lo hacen los que residen en sus hogares.

Medicamentos sin receta

Su uso resulta extremadamente común entre los ancianos, los analgésicos, suplementos vitamínicos, medicamentos gastrointestinales, antitusígenos y preparados para el resfriado se citan en la literatura entre los medicamentos más frecuentemente utilizados.

Esta situación puede deberse, en parte, a la falsa creencia de que son medicamentos "suaves", seguros y sin capacidad de producir daño al paciente. Sin embargo, con frecuencia, los medicamentos sin receta pueden interaccionar de forma significativa con otros medicamentos prescritos. Además, esta situación puede verse complicada sí el paciente consume alcohol; ya que, más de la mitad de los medicamentos más frecuentemente utilizados en los ancianos, pueden interaccionar con el alcohol.

Son escasos los estudios donde se aborda la utilización de medicamentos "sin receta" por parte de los ancianos; además, en los estudios disponibles, en muy pocos se analiza si el uso que se hace de estos medicamentos es adecuado o inadecuado. De la información disponible, cabe destacar las siguientes conclusiones:

✓ El uso de medicamentos sin prescripción **está muy extendido entre los ancianos,** de manera, que la mayoría de ellos utilizan varios de estos fármacos en algún momento de su vida. Sin embargo, se observa una **disminución progresiva del uso de estos medicamentos a partir de los 65 años**; que puede explicarse en función de los cambios en el estilo de vida en las

165

edades más avanzadas, y porque estos pacientes más ancianos precisan de tratamientos más agresivos al ser los síntomas de sus enfermedades más acusados.

✓ El uso de estos medicamentos es **más frecuente entre las mujeres**.

Entre los ancianos, se da un mayor uso de medicamentos no prescritos, en aquellos sujetos que:
- Presentan mayor morbilidad, estrés, insatisfacción o ansiedad, o tienen más dificultad en acceder a los servicios sanitarios.

Abuso y mal uso de los medicamentos
Las personas ancianas pueden utilizar de forma incorrecta sus medicaciones por varias razones, entre las cuales pueden destacarse:

- Compartir tratamientos con otros pacientes.
- Utilizar medicamentos prescritos con anterioridad sin supervisión: aunque no necesariamente deben ser perjudiciales para el paciente, puede impedir un los diagnóstico y tratamientos adecuados. Además, pueden agravar otras enfermedades concurrentes o interaccionar con tratamientos prescritos.
- Condiciones deficientes de almacenamiento: que pueden afectar a los resultados del tratamiento farmacológico. Algunos medicamentos pueden verse afectados por el polvo, la luz o el calor. A este respecto, resultan peligrosas prácticas usuales tales como:
- Trasladar las píldoras de un envase a otro.
- Almacenar medicamentos en lugares como la cocina o el cuarto de baño, al ser estas ubicaciones más expuestas a cambios en las condiciones de humedad y temperatura. Por ejemplo, las tabletas de nitroglicerina sublingual pierden efectividad rápidamente cuando se almacenan bajo condiciones deficientes.

- Mezclar distintos medicamentos en el mismo envase, puede inducir a confusiones en el momento de ser administrados.
- En general, cualquier tipo de práctica que dificulte la identificación de los medicamentos (por ejemplo, quitar la etiquetas de los envases).

Ignorancia del objetivo de la medicación
Un problema frecuente relacionado con el uso de los medicamentos en los ancianos, que no puede ser catalogado como abuso o mal uso de los medicamentos, es el motivado por el desconocimiento por parte del paciente de los propósitos u objetivos buscados con la terapéutica. Este hecho puede causar problemas a la hora de incorporar nuevos medicamentos a su tratamiento; ya que, el paciente de edad avanzada puede tener dudas si se trata de la medicación antigua o la nueva, o si la medicación nueva reemplaza a la antigua.

Este problema ocurre con una frecuencia particular cuando el anciano es dado de alta tras un ingreso hospitalario, aunque también ocurre entre ancianos que viven en sus hogares.

Cumplimiento
Se ha definido al cumplimiento como el grado en que la conducta del paciente (en cuanto a tomar medicamentos, cesar de fumar, seguir dietas, cambiar estilos de vida, etc.) coincide con las recomendaciones médicas o sanitarias. Los estudios disponibles a este respecto muestran que a medida que el régimen terapéutico se hace más complejo decrece el cumplimiento por parte del paciente

Aunque la experiencia disponible no apoya que, de forma generalizada, el cumplimiento del tratamiento sea peor entre los ancianos que entre pacientes más jóvenes; si se ha relacionado la falta de cumplimiento del tratamiento farmacológico con el número de medicamentos prescritos. De manera que, el hecho de que con relativa frecuencia a las personas ancianas se les prescriban tratamientos con múltiples medicamentos, durante períodos prolongados de tiempo, puede agravar el problema de la falta de cumplimiento en relación a la población general.

Algunos factores que favorecen la falta de cumplimiento del tratamiento entre los ancianos:

> Falta de conocimiento: una causa importante de la falta de cumplimiento del tratamiento entre los ancianos viene dada por el hecho de que al no alcanzar una comprensión adecuada del régimen terapéutico, lo altera en función de su propio conocimiento. Parece que cambios frecuentes en la medicación, contribuyen a aumentar el desconocimiento sobre el tratamiento.

> Reacciones adversas: la aparición de reacciones adversas puede provocar la interrupción del tratamiento, el cambio de la dosis o del intervalo de administración o a la sustitución del medicamento, sin conocimiento del prescriptor. De manera que, los ancianos pueden interrumpir el tratamiento o disminuir la dosis si cree que no necesita la medicación; por el contrario, el paciente anciano puede aumentar la dosis al creer que precisa un mayor control de su enfermedad.

> Dificultades motivadas por los regímenes de administración: la frecuente dificultad observada a la hora de establecer regímenes de administración complejos puede ser causa de falta de cumplimiento del tratamiento por el anciano, especialmente en aquellos en tratamiento con múltiples fármacos con diferentes regímenes de administración.

> Falta de memoria: a menudo se responsabiliza a los déficits de memoria de los ancianos, como causa de falta de cumplimiento. Aunque en determinadas ocasiones esto es cierto, a veces, se aduce como excusa por la falta de cumplimiento de su medicación; cuando la causa real puede ser la aparición de reacciones adversas.

➤ Déficits físicos: algunos ancianos padecen déficits visuales, insuficiente salivación, deterioro de la habilidad manual para abrir los envases o para aplicar los medicamentos por vía tópica que causan con frecuencia falta de cumplimiento de sus tratamientos. Los problemas de movilidad y las dificultades en la deambulación, frecuentes entre los más mayores, puede limitar el acceso regular a la farmacia para conseguir sus medicamentos.

Factores que predisponen al bajo cumplimiento del tratamiento en los ancianos

- Edad muy avanzada.
- Falta de apoyo familiar (vivir solos).
- Bajo nivel cultural.
- Demencia.
- Polimedicación.
- Confusión en los nombres de los medicamentos.
- Regímenes de dosificación complejos.
- Aparición de reacciones adversas.
- Tamaño, color y/o sabor de los medicamentos.
- Características del envasado de los medicamentos.
- Déficits visuales y/o auditivos.
- Tamaño de la letra del prospecto.

Algunas normas para mejorar el cumplimiento entre los ancianos

➤ Promover la comprensión del anciano: ofreciendo explicaciones con el nivel y el lenguaje adecuado, comprobando el conocimiento adquirido tras suministrar la información y ofreciendo información con la frecuencia necesaria.

➤ Actitud de alerta ante las reacciones adversas: suministrando al paciente anciano información específica sobre los signos y síntomas de las posibles reacciones adversas asociadas a cada uno de los medicamentos que utiliza. Además, se deberá promover entre los ancianos la necesidad de informar al personal sanitario cuando crea que experimenta síntomas o signos de reacción adversa. En cualquier caso, se deberá estar especialmente alerta cuando se añadan nuevos medicamentos al tratamiento, o cuando se modifique su dosificación.

➢ Simplificar el régimen terapéutico: tratando de eliminar medicamentos innecesarios y, en la medida de lo posible, procurando que coincidan el máximo número de medicamentos en el menor número de tomas posibles.

Sobrecumplimiento

Algunos pacientes ancianos tienen una fuerte creencia sobre la eficacia y seguridad de los medicamentos; de manera que continúan utilizando los medicamentos aunque, como consecuencia de la aparición de reacciones adversas, el médico decida interrumpir el tratamiento con el medicamento responsable.

Otros pacientes son remisos a comunicar al personal sanitario, lo que para ellos constituyen síntomas leves o banales; de manera que atribuyen muchos de los signos y síntomas que experimentan al proceso normal de envejecimiento, o no le dan importancia alguna, evitando mencionar posibles signos y síntomas consecuencia de los efectos adversos.

Normas para la prescripción geriátrica

El principal objetivo consiste en mantener al paciente en tratamiento con el menor número de fármacos posibles (empleando dosis adecuadas), para mejorar el cumplimiento y disminuir el riesgo de aparición de reacciones adversas e interacciones.

Para lo cual se deberá:
➢ Establecer un diagnóstico preciso, previo al tratamiento. Los síntomas del anciano pueden deberse a malnutrición, anomalías

dentales, falta de contacto social o al uso inadecuado (o abuso) de los medicamentos.

> Realizar una historia farmacológica detallada. Es un aspecto especialmente importante en la atención a los ancianos.

> Conocer la farmacología de los medicamentos prescritos. La capacidad para utilizar racionalmente un medicamento mejora considerablemente con un conocimiento adecuado de: su vía de eliminación, vida media, grado de unión a proteínas y potencial de interacciones, acción farmacológica y efectos adversos .

> Utilizar dosis bajas, en caso necesario se incrementarán gradualmente hasta que se consiga el efecto terapéutico buscado, o aparezcan efectos adversos. Los ancianos presentan una mayor sensibilidad frente a las acciones de los fármacos que actúan a nivel del sistema nervioso central, por lo que las dosis utilizadas de agentes psicoactivos en estos pacientes deben ser –de forma rutinaria- menores que las usuales en sujetos más jóvenes.

La determinación de los niveles plasmáticos, puede aportar información de utilidad para mejorar la seguridad al utilizar ciertos medicamentos, cuyo uso se asocia efectos adversos potencialmente graves, al presentar un estrecho margen terapéutico: digoxina, teofilina, antibióticos aminoglucósidos, antiarritmícos, etc.

> Simplificar el régimen terapéutico. Los ancianos con déficits de memoria o visuales pueden encontrar dificultades para seguir adecuadamente un tratamiento farmacológico complejo. Con el objetivo de mejorar el cumplimiento de los tratamientos por parte de los ancianos, se han sugerido los siguientes pasos:

• Explicar el plan terapéutico al anciano (y a las personas que le acompañen) proporcionando instrucciones concisas por escrito.

• Utilizar formas de dosificación adecuadas para el paciente.

- Sugerir el empleo de diarios, calendarios o cualquier otro medio que permita realizar un registro (horario) de las tomas de los diferentes medicamentos prescritos.
- Aconsejar la destrucción (o la donación) de los medicamentos que ya no utiliza. El acumulo de medicamentos prescritos con anterioridad solo sirve para confundir al paciente anciano.

En cualquier caso siempre habrá que:

- Considerar la indicación y la necesidad de cada medicamento.
- Investigar la posible existencia de efectos adversos aditivos, si el paciente está en tratamiento con varios fármacos.
- Cuestionarse la oportunidad de mantener medicamentos que pueden agravar las enfermedades del paciente.

Historia farmacológica
Constituye una herramienta de alto valor para la atención de los pacientes ancianos que permite conseguir un manejo adecuado de su medicación. Dada la complejidad de la terapéutica de muchos ancianos, recuperar esta información resulta crucial.

La historia farmacológica recoge información sobre:
- Alergias a medicamentos.
- Antecedentes de reacciones adversas.
- Medicamentos prescritos en la actualidad.
- Otros medicamentos utilizados (sin prescripción).
- Remedios caseros o "naturales" (plantas medicinales).
- Otros medicamentos utilizados de forma ocasional.
- Uso de los medicamentos por el anciano.

La historia farmacológica será más completa si se elabora a partir de varías fuentes de información. La fuente principal sería la persona que está tomando el medicamento. Entre las secundarias se incluyen a la familia, la historia clínica, etc..

Una valiosa fuente de información la aporta el conocimiento del contenido del botiquín del anciano, mediante la visita a su domicilio, que permite conocer los medicamentos que lo integran, sus condiciones (caducidad, envases, almacenaje, etc.), y los sistemas de memoria que emplea el paciente para tomar sus medicamentos. Una alternativa, para evitar la visita al domicilio del paciente, vendría dada porque el paciente llevase a la consulta todos los medicamentos que está utilizando.

Conclusiones

El envejecimiento de la población es una nueva situación no conocida antes por la humanidad, motivada por el descenso de la natalidad y la disminución de la morbilidad y mortalidad, esta situación es más notoria en los países desarrollados.

El interés por los problemas asociados a la utilización de medicamentos en los pacientes geriátricos ha crecido en los últimos tiempos, siendo considerable el aumento en el número de estudios y artículos publicados en la literatura biomédica.

Sin embargo, la terapéutica de los ancianos plantea importantes dificultades; la principal es la indefinición del sujeto, ya que no se pude hablar del anciano como un estado concreto y perfectamente definido, al existir una diversidad de características y una importante variabilidad en este grupo de población.

Aunque el conocimiento sobre los cambios fisiológicos asociado al envejecimiento es pobre, estos cambios pueden influir en el comportamiento fármaco cinético y fármaco dinámico de numerosos medicamentos.

Los ancianos presentan un especial riesgo de desarrollar efectos adversos e interacciones como consecuencia de consumir más fármacos que otros grupos de edad y presentar una mayor sensibilidad a los efectos perjudiciales de ciertos medicamentos. Esta situación supone un grave problema de salud pública de importantes consecuencias sanitarias y económicas

Para disminuir la incidencia de efectos adversos asociados al uso de medicamentos, el principal objetivo de la prescripción en el paciente de edad avanzada, consiste en mantener al paciente en tratamiento con el menor número de fármacos posibles empleando dosis adecuadas.

Es un gran volumen de información el que el paciente de edad avanzada debe conocer sobre cada medicamento. Incluso las personas con buenas condiciones intelectuales e interesadas pueden tener problemas para recordar toda esta información, resultando esencial suministrar la información de forma escrita, sobre todo la relativa a los aspectos más importantes o conflictivos, haciendo mención de la fecha y del nombre de la persona que la suministra, para evitar confusiones cuando existan varias instrucciones escritas por distintos profesionales.

Siempre que sea posible, mantener un contacto continuado con el paciente, explicando la información en pequeñas partes. Tiene mucha importancia el evaluar los conocimientos adquiridos sobre el tratamiento en los contactos anteriores, repitiendo lo que fuera necesario.

Una estrategia que ha demostrado ser útil es pedir al paciente que lleve todos los medicamentos que está tomando cuando visita al médico. Esto ayuda tanto al médico como al paciente a saber de qué están hablando del mismo medicamento.

El personal en contacto más próximo y continuado con el anciano tiene un importante papel en las acciones a desarrollar para ayudar a los mayores a hacer un uso seguro y efectivo de sus medicamentos. Tienen la responsabilidad de comprender y conocer sus estilos de vida y sus valores como base para poder ayudarlos, para poder adoptar decisiones informadas sobre su régimen terapéutico y poder llevar a cabo estas decisiones de forma eficaz junto a los médicos prescriptores y el resto del personal sanitario.

Una vez establecido el tratamiento, su colaboración es muy necesaria ayudar al anciano a establecer sistemas que faciliten su toma y cualquier otra incitativa que promueva la colaboración y la confianza de los ancianos en hacer un adecuado uso de los medicamentos.

Distintos estudios han puesto de manifiesto que se puede proveer a los pacientes de una atención mejor y más segura mediante la colaboración con los farmacéuticos, intercambiando información sobre las necesidades y las respuestas del paciente.

TEMA 7

LAS VACUNAS

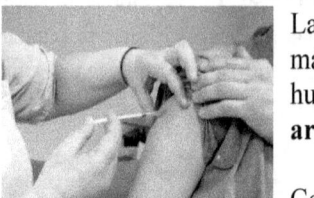 Las vacunas constituyen uno de los triunfos más importantes que ha logrado el ser humano. Ellas suponen una introducción **artificial** del fenómeno inmunológico.

Comenzó en el siglo XVIII cuando el médico inglés E. Jenner descubrió la propiedad inmunológica de la enfermedad de la vaca llamada "vacuna" (esta es la razón del nombre de vacuna a la inmunización artificial)

La prevención de las enfermedades infecciosas mediante las vacunas constituye uno de los aspectos de mayor importancia en la promoción de la salud.

Entre las enfermedades infecciosas de interés en salud pública, hay algunas (rubéola congénita, sarampión, poliomielitis) para las que no existe un tratamiento específico, pero que pueden ser prevenidas eficazmente mediante la vacunación y otras que disponen de terapia específica, pero cuya eficacia no es absoluta, lo que refuerza el papel de las inmunizaciones.

Deberían establecerse programas universales para asegurar la vacunación de niños y adultos. Las recomendaciones de inmunización se basan en las características de los productos inmunobiológicos, el conocimiento científico sobre los principios activos y pasivos de la inmunización, la epidemiología de las enfermedades susceptibles de vacunación, y la opinión de las autoridades sanitarias y profesionales dedicados al terreno de las inmunizaciones.

Para obtener un buen resultado del programa de vacunación es fundamental que las personas implicadas en su desarrollo conozcan los aspectos básicos de las sustancias biológicas que manejan y estén adecuadamente informados sobre pautas, dosis, vías de administración, interacciones y contraindicaciones.

Tipos de vacunas
Las vacunas pueden clasificarse según su antígeno integrante, su método de fabricación, su composición, o su uso sanitario.

Según el tipo de antígeno integrante se distingue entre:

- Vacunas bacterianas
- Vacunas víricas
- Vacunas polisacáridicas

Según el método de fabricación se dividen en:

- Vacunas atenuadas. Obtenidas a partir de microorganismos que ha perdido su virulencia como resultado de inoculaciones o siembras repetidas en medios de cultivo, pero que conservan su capacidad antigénica.
- Vacunas inactivadas. Obtenidas a partir de microorganismos inactivados mediante procedimientos físicos o químicos. Pueden ser de tres tipos:
    - Vacunas de microorganismos totales o enteros.
    - Vacunas con antígenos purificados.
    - Vacunas antitóxicas (toxoides o anatoxinas).

- Vacunas recombinantes. Se elaboran a partir de la clonación de genes que codifican proteínas antigénicas específicas en una célula huésped.

- Vacunas sintéticas. Fabricadas a partir de polipéptidos que copian la secuencia primaria de aminoácidos de los determinantes antigénicos del microorganismo.

Según su composición pueden ser:

- Vacunas monovalentes. Son aquellas que contienen un sólo tipo antigénico.
- Vacunas polivalentes. Contienen distintos tipos antigénicos de una misma especie sin inmunidad cruzada entre ellos.
- Vacunas combinadas. Asociación de varios elementos antigénicos de distintas especies o microorganismos.

Según su uso sanitario se clasifican en:

- vacunas sistemáticas. Son aquellas que por tener un interés comunitario se aplican a la totalidad de la población, formando parte de los programas de vacunación de los distintos países.
- Vacunas no sistemáticas. La aplicación de estas vacunas no tiene una base comunitaria sino individual, estando sus indicaciones en función de los factores de riesgo personales o ambientales de cada individuo.

Normas generales de administración de vacunas
Antes de la administración de cualquier producto inmuno-biológico debe llevarse a cabo una sencilla anamnesis dirigida a identificar la existencia de alguna situación clínica que contraindique la vacunación o que sugiera posponerla. La persona candidata a vacunarse debe ser informada de qué vacunas se le van a aplicar, su beneficio y sus posibles riesgos. Se le entregará un documento o carnet vacunal en el que se anotarán las vacunas administradas y la fecha de las siguientes inmunizaciones.

Técnicas de administración de vacunas

Las personas que administran vacunas deben conocer todos aquellos aspectos de interés en relación a la manipulación, administración y contraindicaciones de los productos inmuno-biológicos. De igual forma, deberían haber recibido formación en cuanto al manejo y tratamiento inmediato de posibles reacciones anafilácticas asociadas a las vacunas.

Se recomienda el uso rutinario de guantes para la administración, así como el lavado de manos entre cada paciente. Para cada inyección debe usarse una jeringa y una aguja distintas, no mezclándose nunca diferentes vacunas en la misma jeringa, a no ser que esté específicamente autorizado tal uso. Es importante usar agujas del tamaño y calibre apropiados que aseguren la administración del preparado en el tejido adecuado. Al acabar el procedimiento se desechará el material en contenedores adecuadamente señalizados y resistentes a las punciones.

Hay que asegurarse siempre de la fecha de caducidad de la vacuna, para evitar su utilización fuera del plazo de seguridad indicado por el fabricante.

Siempre deberán leerse bien las instrucciones del laboratorio fabricante, y en caso de ser vacunas que deban reconstituirse deben agitarse enérgicamente hasta conseguir su total homogeneización. El contenido de los viales puede precipitar durante su almacenaje, debiendo ser agitado igualmente hasta que desaparezca el posible precipitado o floculación de su contenido.

Para la desinfección de la zona de punción se recomienda la utilización de povidona yodada o clorhexidina, esperando a que estas sustancias se sequen antes de proceder a la inyección. No se recomienda el uso de alcohol ya que puede inactivar algunas vacunas, principalmente las atenuadas.

Administración oral

Se administran por esta vía la vacuna antipoliomielitis atenuada (VPO), la antitífica Ty21a y la anticolérica oral. Su administración debe ser inmediata después de extraerlas del frigorífico, ya que al mantenerlas a temperatura ambiente disminuye su eficacia.

Si se utilizan viales monodosis se darán directamente en la boca. En el caso de viales multidosis se administrarán con una cuchara de un solo uso que contenga la dosis correspondiente.

En caso de regurgitación o vómito en los primeros 5-10 minutos de la administración de la vacuna se aconseja administrar una nueva dosis.

Administración intramuscular

Los lugares de preferencia para esta vía de administración son el músculo deltoides en la zona superior del brazo y la cara anterolateral del muslo (vasto externo) en los niños pequeños (menores de 18 meses). El glúteo no debería usarse de forma habitual por el riesgo potencial de lesionar el nervio ciático; además en el caso de algunas vacunas (hepatitis B y rabia) esta vía de administración se ha asociado a una disminución de su inmunogenicidad.

Esta vía debe ser evitada en personas con diátesis hemorrágica.

Las agujas que se emplean para inyecciones intramusculares deben tener la longitud suficiente para llegar al músculo. En el caso de adultos y niños mayores se utilizarán agujas de calibre desde 25 x 0,6 mm (23G1)(azul) hasta 30 x 0,7 mm (22G1¼)(gris) para inyección en región deltoidea o en vasto externo. Para lactantes y niños menores de 12 meses se recomiendan de 16 x 0,5 mm (25G5/8)(naranja) hasta 25 x 0,6 mm (23G1)(azul).

Después de proceder a la desinfección de la piel se cogerá entre los dedos índice y pulgar la masa muscular sobre la que se va a pinchar, introduciendo la aguja con un ángulo de 90°. Es preciso aspirar siempre con el émbolo de la jeringa para comprobar que no se inyecta sobre un vaso sanguíneo; si aparece sangre en la jeringa deberá extraerse la aguja y volver a pinchar en otro lugar, usando una aguja diferente para cada inyección.

Se administran por esta vía las siguientes vacunas:

- Hepatitis B.
- Hepatitis A.
- DTP, DT, Td, T, D, P, DTP-Hib, DTPa.
- Gripe.
- Haemophilus influenzae tipo b.
- Neumocócica.
- Rabia (VCDH, VRA).

Administración subcutánea o hipodérmica
En esta vía la vacuna se inyecta en el tejido conjuntivo, con lo que se consigue una absorción lenta del producto. Las zonas anatómicas recomendadas son las mismas que para la vía intramuscular (vasto externo en niños pequeños y deltoides en niños mayores y adultos), pero el ángulo de inyección de la aguja con respecto a la piel debe ser de 45°.

En estos casos se aconseja utilizar agujas de calibre 24-26 G de 1,6 cm de longitud.

Se administran por esta vía las siguientes vacunas:
- Triple vírica.
- Poliomielitis inactivada (VPI).
- Neumocócica.
- Meningocócica.
- Fiebre tifoidea (TAB parenteral).
- Fiebre amarilla.
- Cólera.
- Encefalitis japonesa.
- Varicela

Administración intradérmica

Esta vía se utiliza para la administración de las vacunas BCG, cólera y rabia (VCDH). Generalmente se utiliza la cara anterolateral del antebrazo o el tercio superior del deltoides. Se utilizará una aguja fina, de calibre 25-27 G y 0,5-1,6 cm de longitud, que se insertará en la epidermis, con el bisel hacia arriba y un ángulo de 15° paralelo al eje longitudinal del antebrazo. Sólo el bisel debe penetrar en la piel. La inyección ha de ser lenta y si es correcta aparecerá una pequeña ampolla en el punto de inyección.

Administración simultánea de vacunas

La mayoría de vacunas pueden administrarse simultáneamente sin que se observe una disminución de la respuesta inmune. Esta práctica se usa ordinariamente para facilitar la cumplimentación del calendario vacunal.

Si hay que administrar más de una vacuna o una vacuna y una inmunoglobulina simultáneamente, es preferible hacerlo en zonas anatómicas distintas, evitando la administración de dos inyecciones intramusculares en el mismo miembro. En caso de necesidad, deben estar suficientemente distanciadas (3-5 cm) para evitar que las posibles reacciones locales se solapen.

Intervalos de administración entre vacunas y otros productos inmunobiológicos

Algunos productos vacunales requieren la administración de varias dosis para obtener una respuesta inmune óptima. Los intervalos de tiempo superiores a los establecidos según la pauta vacunal no disminuyen el nivel de anticuerpos final, por lo que la interrupción de la pauta vacunal no condiciona la necesidad de reiniciar la pauta completa ni de que deban darse dosis adicionales.

La administración simultánea de varias vacunas inactivadas o de éstas con una vacuna de microorganismos vivos no interfiere con la respuesta inmune para ninguna de ellas. La única excepción es la combinación

182

entre la vacuna de la fiebre amarilla y la del cólera que deberían administrarse con un intervalo mínimo de 3 semanas.

En el caso de las vacunas de microorganismos vivos pueden administrarse simultáneamente. Si no se hace a la vez, es preferible espaciar las administraciones al menos 4 semanas. La vacuna antipoliomielitis oral puede administrarse antes, simultáneamente o después de la vacuna triple vírica y de la vacuna antitífica oral.

Con respecto a la administración simultánea de vacunas e inmunoglobulinas no hay ninguna contraindicación en el caso de las vacunas de microorganismos muertos y de los toxoides. Las vacunas de microorganismos vivos en general no deben administrarse simultáneamente con inmunoglobulinas, siendo excepciones a esta regla las vacunas de la polio oral, la de la fiebre amarilla y la antitífica Ty21a.

El intervalo mínimo que debe transcurrir entre la administración no simultánea de una vacuna atenuada y una posterior de inmunoglobulina es de 2 semanas. En caso de administrar primero la inmunoglobulina debe transcurrir un intervalo hasta la vacunación que oscila entre 6 semanas y 3 meses dependiendo del tipo y dosis de inmunoglobulina administrada.

Contraindicaciones generales de las vacunas
Las vacunas presentan algunas contraindicaciones que dependen del tipo de vacuna que se va a administrar y del individuo que la recibe. En general hay muy pocas contraindicaciones absolutas a la inmunización, por lo que se debe ser muy restrictivo a la hora de contraindicar la administración de una vacuna. Si los beneficios obtenidos tras la inmunización superan el riesgo de los posibles efectos adversos de la misma, se procederá a la vacunación.

Se consideran contraindicaciones absolutas a la vacunación las siguientes:
- Reacciones severas a dosis previas (anafilaxia).

- Hipersensibilidad a algún componente vacunal.
- Enfermedad de base grave con o sin fiebre.

Pueden considerarse como contraindicaciones relativas:
- Enfermedades agudas con fiebre superior a 38,5°C .
- Alteraciones inmunitarias (inmunodeficiencias, tratamiento inmunosupresor, radioterapia), especialmente en el caso de las vacunas atenuadas.
- Embarazo (sólo en caso de vacunas atenuadas).
- Trastornos neurológicos evolutivos (ej. epilepsia no controlada, espasmos infantiles, encefalopatía progresiva), especialmente en el caso de la vacuna de la tos ferina de células enteras .
- Administración reciente de inmunoglobulinas, plasma o transfusiones sanguíneas (pasivamente pueden interferir la respuesta los anticuerpos administrados inmunitaria en el caso de las vacunas atenuadas si se han administrado en los 3 meses anteriores; si es necesario administrar alguno de estos compuestos dentro de los 14 días siguientes a la vacunación habrá que repetir la dosis vacunal transcurridos 3 meses).

Son falsas contraindicaciones a las vacunas:
- Enfermedad aguda benigna como proceso catarral o diarrea en personas sanas.
- Antecedentes de alergia, asma u otras manifestaciones atópicas.
- Administración concomitante de tratamientos de desensibilización.
- Tratamiento con antibióticos o corticoides a dosis bajas.
- Dermatitis, eczemas o procesos dermatológicos localizados.
- Reacciones leves o moderadas a dosis previas de vacuna.
- Prematuridad o retraso del crecimiento.
- Malnutrición.
- Antecedentes familiares o personales de convulsiones.
- Convalecencia de una enfermedad aguda.
- Condiciones neurológicas estables parálisis cerebral, síndrome de Down...).

- Lactancia materna (no se ha demostrado la excreción de microorganismos vacunales a través de la leche materna).
- Niños cuyas madres estén embarazadas o en contacto estrecho con mujeres embarazadas.
- Enfermedades crónicas del corazón, pulmón, hígado o riñón.
- Diabetes.
- Temperatura ambiental alta o meses de verano.

¿Cómo funcionan las vacunas?

Es importante tener en cuenta que todo padre o madre siempre tiene presente la salud y seguridad de sus hijos, desde los seguros para puertas a prueba de niños hasta los asientos de seguridad. Del mismo modo, las vacunas tienen como función proteger a los hijos de las enfermedades infecciosas que pueden afectar su salud y causar incluso la muerte. Las vacunas ayudan a preparar el organismo para combatir enfermedades mortales

Hechos

El organismo pasa por una serie de fases para combatir las enfermedades:

- ➢ **Primero:** se administra la vacuna por medio de una inyección o en forma líquida por vía oral. La mayor parte de las vacunas contienen un germen causante de la enfermedad, muerto o debilitado.
- ➢ **Luego:** el organismo produce anticuerpos para luchar contra los gérmenes muertos o debilitados de la vacuna.
- ➢ **Después:** estos anticuerpos practican con los gérmenes débiles de modo que cuando los gérmenes verdaderos y fuertes causantes de la enfermedad -que pueden estar acechándonos en cualquier parte- ataquen al niño, los anticuerpos sabrán cómo destruirlos y el niño no enfermará.
- ➢ **Finalmente:** los anticuerpos protectores permanecen en guardia en el cuerpo del niño para protegerlo de los verdaderos gérmenes de la enfermedad.

Los anticuerpos luchan contra las enfermedades infecciosas y generalmente permanecen en nuestro organismo, incluso después de que la enfermedad ha desaparecido, para impedir que usted enferme nuevamente. Esto se conoce como **inmunidad**.

Lo que se debe saber

Los niños recién nacidos son inmunes a muchas enfermedades porque tienen anticuerpos que han recibido de sus madres, sin embargo esta inmunidad sólo dura alrededor de un año.

Asegurarse de que el niño/a tenga al día todas las inmunizaciones recomendadas es también una manera de preservar la salud de nuestra comunidad. De este modo las personas enfermas tienen menores posibilidades de estar expuestas a los gérmenes de la enfermedad transmitidos por los niños no vacunados.

Si un niño/a no está vacunado y se ve expuesto al germen causante de la enfermedad, puede que su organismo no sea lo suficientemente fuerte para luchar contra ésta. Antes de que hubiera las vacunas, muchos niños morían a causa de enfermedades como tos ferina, sarampión y polio, que se pueden evitar con inmunizaciones. Los mismo gérmenes existen hoy en día, pero los niños están protegidos por las vacunas y por ello las enfermedades son menos comunes.

Aspectos prácticos de la conservación de las vacunas: cadena del frío

Se denomina cadena o red de frío al sistema de conservación, manejo, transporte y distribución de las vacunas que permite conservar su eficacia desde su salida del laboratorio fabricante hasta el lugar donde se va a proceder a su administración.

En general las vacunas deben conservarse entre + 2°C y + 8°C, pero su estabilidad puede variar según su composición. Las vacunas de virus vivos son las más termolábiles (polio oral, sarampión y fiebre amarilla).

Algunas vacunas también pierden su eficacia cuando se exponen a temperaturas inferiores a 0°C, como en el caso de las vacunas bacterianas (DTP, DT, dT y tétanos) que cuando se congelan floculan, con lo que se produce un aumento de tamaño y cantidad del precipitado de la vacuna. Las vacunas antigripales y antihepatitis B también se inactivan al congelarse.

Las alteraciones que sufren las vacunas por aumento de la temperatura de conservación o por congelación son irreversibles.

En la mayoría de casos la pérdida de potencia de una vacuna no se traduce en un cambio de aspecto de la misma, por lo que es fundamental el control de la temperatura durante toda la cadena del frío, como única forma de asegurar que las vacunas que se administran van a ser eficaces.

La cadena del frío en los puntos de vacunación

> El personal: es un elemento clave para el correcto mantenimiento de la cadena del frío. Es sumamente importante que todas las personas que intervienen en el proceso conozcan cómo y porqué conservar las vacunas adecuadamente.
> El frigorífico: elemento imprescindible en la cadena de frío. Para asegurar su buen funcionamiento es imprescindible respetar una serie de recomendaciones:

✓ Conexión a la red general, no a derivaciones, para evitar desconexiones accidentales.
✓ Disponer de termómetro de máximos y mínimos que debe estar colocado en la parte central del frigorífico (no en la puerta). Es importante controlar estas temperaturas al principio y final de cada jornada.
✓ Estar dotado de sistema de alarma y generadores eléctricos de emergencia.
✓ Colocar en el congelador acumuladores de frío (bolsas Ice-Pack) y en los últimos estantes botellas de suero fisiológico o de agua

salada, para ayudar a estabilizar la temperatura interna del frigorífico y en caso de avería poder mantener el frío durante 6-12 horas.

✓ Descongelación periódica, porque el acumulo de escarcha disminuye la capacidad frigorífica.

La colocación de las vacunas
Las vacunas se colocarán en los estantes centrales del frigorífico y sin tocar las paredes. No deben almacenarse en la puerta ni en el congelador.

Las vacunas más sensibles al calor (VPO, triple vírica, fiebre amarilla) se situarán más cerca del congelador.

No se almacenará en el frigorífico de las vacunas ningún otro tipo de material (comida, bebidas, material radioactivo, etc.)

La cadena del frío durante la administración
La temperatura ambiental de los centros de vacunación es normalmente superior a los 20°C, por lo que al sacar las vacunas del frigorífico para su administración pueden quedar sometidas a temperaturas que aceleren su degradación. Por ello, es conveniente no sacarlas hasta el momento de usarlas.

El transporte de vacunas
Cuando se transportan vacunas de un centro a otro es necesario asegurar la cadena de frío durante todo el tiempo que permanezcan fuera del frigorífico. Para ello se usarán neveras portátiles provistas de acumuladores de frío congelados que ocupen aproximadamente un tercio del volumen de la nevera y situados tapizando las paredes.

Hay que evitar el contacto directo de las vacunas con los acumuladores para evitar la congelación. Para ello se colocarán las vacunas dentro de cajas de cartón.

Las vacunas fotosensibles deberán protegerse de la luz.

Averías y cortes de luz
Cuando por cualquier motivo falle el suministro eléctrico en el centro de vacunación durante varias horas es importante mantener la puerta del frigorífico cerrada con el fin de que la temperatura interior se eleve lo más lentamente posible.

Es necesario anotar la hora del comienzo, pues en la degradación de las vacunas influye tanto la temperatura como el tiempo de permanencia. Cuando se solucione la avería hay que consultar el termómetro de máximos y mínimos. En caso de temperaturas superiores a 15°C o inferiores a 0°C hay que contactar con el servicio pertinente para valorar el estado de las vacunas.

Cronología y evolución del calendario vacunal
El calendario vacunal es la secuencia cronológica de vacunas que se administran sistemáticamente en un país o área geográfica y cuyo fin es el de obtener una inmunización adecuada en la población frente a las enfermedades para las que se dispone de una vacuna eficaz.

Un calendario debe proteger frente a las enfermedades infeccionas que abarca, debe simplificar al máximo las dosis y las visitas para su administración, debe ser aceptado tanto por los profesionales como por la sociedad y adaptado a las necesidades de la población, debe ser unificado en el área geográfica en donde se aplica y por último, susceptible de ser actualizado permanentemente.

Embarazo y vacunas
El embarazo es una etapa especial, alrededor de la cual concurren importantes oportunidades para la prevención de las enfermedades evitables mediante la vacunación.

Podemos pensar en prevención:
- Antes de que el embarazo se produzca

- Durante el embarazo
- En el posparto y la lactancia.

Todas las mujeres en edad fértil deberían estar inmunizadas frente a las enfermedades más comunes que pueden suponer un riesgo durante el embarazo. Las vacunas aportan protección a la madre y al bebé del embarazo actual o de futuras gestaciones.

Los anticuerpos de la madre, adquiridos mediante su contacto con la enfermedad natural o porque la vacunaron, se transmiten al feto y al recién nacido confiriéndole importantes ventajas durante los primeros meses de vida.

Es por esto que es sumamente importante que al planear tu embarazo, durante el propio embarazo o en el posparto debes pensar en tener una protección correcta en cuanto a las vacunas que sean necesarias.

La planificación del embarazo
Si la mujer expresa su deseo de quedar embarazada en los próximos meses o se encuentra ya embarazada y no se acuerda si ya tuvo la enfermedad o si la vacunaron, es conveniente y útil que el médico le pida un análisis de sangre para la determinación de los valores de anticuerpos frente a la rubéola, la hepatitis B y la varicela. Esto le ayudará a establecer las pautas a seguir en el posparto en relación con estas enfermedades y, en caso de exposiciones de riesgo durante el embarazo, facilitará la toma de decisiones y consejos.

Si el embarazo no se ha producido, pero estás planeado embarazarse y los análisis muestran que no se tiene anticuerpos frente a la rubéola y no se recuerda haber sido vacunada, éste sería el momento de vacunarse, tomando las precauciones necesarias para que no quede embarazada hasta que transcurran un mínimo de cuatro semanas después de la vacunación.

Las vacunas durante el embarazo tienen indicaciones y contraindicaciones. Las primeras se basan especialmente en evitar las enfermedades capaces de dañar al bebé que se está gestando. Las contraindicaciones, en cambio, se fundamentan en el daño potencial que posee cualquier medicamento administrado durante el embarazo. Insistimos, hay una primera conducta conveniente: la vacunación adecuada debe ser realizada antes del embarazo.

De acuerdo con el Comité Asesor de Prácticas de Inmunización, "El riesgo que representa para un feto en crecimiento la vacunación de la madre durante el embarazo es principalmente **teórico**. No existen pruebas de que las mujeres embarazadas corran riesgo alguno al recibir vacunas elaboradas con virus inactivados, vacunas antibacterianas o toxoides. El beneficio de vacunar a las mujeres embarazadas normalmente sobrepasa el riesgo potencial cuando las probabilidades de exposición a una enfermedad son altas, cuando la infección implicaría un riesgo para la madre o para el feto y cuando es poco probable que la vacuna cause daño alguno".

Independientemente de que se usen vacunas con virus vivos o con virus inactivados, **la vacunación de la embarazada estará justificada cuando**:
- La enfermedad suponga un riesgo para la madre.
- La enfermedad suponga un riesgo para el feto.
- Exista una vacuna frente a la enfermedad y sea improbable que su administración suponga un riesgo añadido para la madre o el feto.
- La lactancia no es una contraindicación para la administración de las vacunas.

Guía para la vacunación de mujeres embarazadas
Tomada de las recomendaciones del Comité Asesor de Prácticas de Inmunización (ACIP por sus siglas en inglés).

Vacunas	Debe	Contraindicada

		considerarse en caso de estar indicada	durante el embarazo
De rutina	Hepatitis A		
	Hepatitis B	X	
	Gripe (Inact.)	Recomendada	
	Gripe (influenza) (LAIV)		X
	Sarampión		X
	Parotiditis		X
	Neumocócica		
	Poliomielitis (VIP)		
	Rubéola		X
	Tétanos/ Difteria	X	
	Varicela		X

Vacunas sin contraindicaciones (se recomienda a partir del cuarto mes de embarazo)

Hepatitis B:
Está indicada cuando hay riesgo de contagio. "Esta infección en una mujer embarazada puede provocar enfermedades serias en la madre e infección crónica en el recién nacido. Por lo tanto, ni el embarazo ni la lactancia deben ser contraindicación a la vacunación de las mujeres".

Gripe (Virus inactivado):
"Debido a que existe un mayor riesgo de complicaciones relacionadas con la gripe, deben vacunarse las mujeres que estarán embarazadas durante la temporada de la gripe".
La vacuna puede administrarse en cualquier trimestre.

Un estudio sobre la vacunación contra la gripe, en el cual participaron más de 2,000 mujeres embarazadas, demostró que no existe ningún efecto fetal adverso asociado a la vacuna contra la gripe.

Gripe (LAIV): Los siguientes grupos de la población NO deben recibir la vacuna

LAIV.- mujeres embarazadas. (Estas personas deben recibir la vacuna contra la gripe inactivada).

Tétanos y difteria (Td): Se recomienda la administración de rutina de los toxoides Td (tetánico y diftérico) a las mujeres embarazadas en el segundo trimestre del embarazo.

Vacunas no recomendadas, pero que se pueden administrar si es imprescindible (serán valorados sus riesgos/beneficios en cada situación particular por el obstetra)

- ➤ Rabia: cuando exista un riesgo importante de que la madre adquiera la enfermedad por haber sido mordida por un animal enfermo.

- ➤ Cólera: aún a pesar de que su seguridad está sin determinar, sí puede administrarse si está indicada en casos de epidemia.

- ➤ Fiebre amarilla: no se ha determinado la inocuidad de la vacuna contra la fiebre amarilla durante el embarazo, por lo tanto, la vacuna debe ser administrada solamente si no se puede evitar viajar a una zona endémica y si existe un riesgo considerable de exposición".

- ➤ Poliomielitis (VIP): aunque no se ha documentado ningún efecto adverso de la vacuna VIP en mujeres embarazadas o en sus fetos, por razones teóricas, debe evitarse administrar esta vacuna a mujeres embarazadas. "En caso de riesgo de infección, puede administrársele la VIP según los calendarios recomendados para los adultos.

➢ Neumocócica: no se ha evaluado la inocuidad de la vacuna polisacárida neumocócica durante el primer trimestre de embarazo, aunque no se conoce de ningún efecto adverso en recién nacidos cuyas madres fueron vacunadas por equivocación durante el embarazo.

➢ Haemophillus influenzae tipo b: la seguridad de las vacunas frente al Hib durante el embarazo no está establecida, por lo que se evitará su utilización en este período a menos que exista un riesgo sustancial de infección.

➢ Hepatitis A: está indicada únicamente cuando hay riesgo de contagio. Protege al recién nacido hasta que comience su propio plan de vacunación.

Vacunas contraindicadas

➢ Sarampión Rubéola y parotiditis: "La vacuna triple vírica (sarampión, rubéola, parotiditis, o MMR, por sus siglas en inglés) y las vacunas que la componen NO deben ser administradas a mujeres embarazadas. "Si por equivocación una mujer embarazada es vacunada o si queda embarazada en las 4 semanas después de recibir la vacuna triple vírica, se le debe orientar sobre los **motivos teóricos** de preocupación con respecto al feto.

En el posparto debe administrarse la vacuna triple vírica (sarampión, rubéola y parotiditis) a las mujeres susceptibles a la rubéola.

➢ Fiebre tifoidea: no se tienen datos sobre el uso de ninguna de las vacunas contra la fiebre tifoidea entre mujeres embarazadas.

- Varicela: se desconocen los efectos de la vacuna contra la varicela en el feto; por lo tanto, las mujeres embarazadas no deben recibir esta vacuna. Si por equivocación, una mujer embarazada es vacunada o si queda embarazada en las 4 semanas después de recibir la vacuna contra la varicela, se le debe orientar sobre los motivos teóricos de preocupación con respecto al feto.
- Ántrax: No se ha publicado ningún estudio sobre el uso de la vacuna contra el ántrax en mujeres embarazadas. Las mujeres embarazadas deben ser vacunadas contra el ántrax solamente si los beneficios potenciales de la vacunación sobrepasan los riesgos potenciales para el feto.
- Vaccinia (Viruela): "Las vacunas con virus vivos son contraindicadas durante el embarazo, por lo tanto, la vacuna contra la viruela no debe ser administrada durante el embarazo como procedimiento regular de rutina".
- Rubéola: está totalmente contraindicada

Vacunas para viajes y otras indicaciones

- BCG: "Aún cuando no se ha establecido ninguna relación entre efectos dañinos en el feto y la vacuna BCG, no se recomienda su uso durante el embarazo".
- Encefalitis japonesa: "No se dispone de información específica sobre la inocuidad de la vacuna contra la encefalitis japonesa durante el embarazo".
- Meningocócica (MPSV4 - Polisacárido): Se ha mostrado que esta vacuna es inocua y eficaz en las mujeres embarazadas. "En base a estudios sobre el uso de las vacunas meningocócicas durante el embarazo, no es necesario cambiar las recomendaciones en cuanto a administrar esta vacuna durante el embarazo".
- Meningocócica (MCV4 - Conjugada): "La vacuna MCV4 es inocua e inmunogénica en personas de 11 a 55 años de edad que no están embarazadas; sin embargo, no existe información sobre la inocuidad de la MCV4 durante el embarazo. Las mujeres en edad reproductiva que se enteran de que estaban embarazadas

cuando recibieron la vacuna MCV4, deben comunicarse con su proveedor de cuidados de salud o el fabricante de la vacuna".

Vacunación de mujeres lactantes
La leche materna no interfiere la respuesta inmunitaria del lactante a ningún tipo de vacuna ni siquiera a las vacunas de la polio o del rotavirus. La eficacia de las vacunas aplicadas al bebé no se modifica, no es necesario cambiar el calendario de vacunación del bebé alimentado al pecho. Cuando la madre que amamanta es inmunizada no existe ningún peligro para el niño.

Las vacunas y los ancianos
El objetivo de la inmunización a través de la vacunación es la prevención de la enfermedad, siendo el anciano un grupo de población de especial interés en este sentido ya que presenta una tendencia aumentada, con respecto a otros grupos de edad, de complicaciones infecciosas. Así, por ejemplo, el 55% de los casos de tétanos se dan en ancianos siendo en ellos la mortalidad mayor o la incidencia de infección neumocócica y su mortalidad son también mayores en esta población.

Pese a ello, únicamente la mitad de los ancianos se vacunan periódicamente contra la gripe, menos del 20% se encuentran vacunados contra el neumococo y más del 50% carecen de anticuerpos contra el tétanos o la difteria.

Calendario vacunal en el anciano
Tres son las vacunas que, como norma, debería administrarse a toda persona anciana: vacuna antigripal, vacuna antineumococo y vacuna contra el tétanos y la difteria. En la tabla 1 aparecen recogidas las características principales de cada una de las mismas (tipo de preparado, pauta, periodicidad, etc.).

El resto de vacunas se administraran en los mismos de forma individualizada y en función de estar integrados o no en un grupo de riesgo o de encontrarse en situación de riesgo (viajes, exposición, etc.) al igual que en personas de otros grupos de edad.

Tabla 1: Vacunas sistemáticas en el anciano

	Gripe	Neumococo	Tétanos / Difteria
Tipo vacuna	Inactivada	Inactivada	Toxoide tetánico Toxoide diftérico adulto
Dosificación	Única (Octubre– Noviembre)	Única	0 - 4/6 semanas - 6/12 meses
Periodicidad	Anual	6 años	General: 10 años Riesgo: 5 años
Eficacia	60-70%	50-80%	Tétanos: 99-100% Difteria: 90-95%
Contraindicaciones	- Alergia proteínas huevo - Proceso agudo	- Reacción severa previa - Alergia componentes - Tratamiento inmunosupresor	- Reacción severa previa - Proceso agudo

Vacuna antigripal

Está indicada en todo paciente anciano y de forma muy especial en aquellos que tengan asociado algún proceso susceptible de complicación ó desestabilización ante un cuadro gripal (enfermedades cardiacas, respiratorias o metabólicas crónicas, inmunodeprimidos, etc.) o que se encuentren institucionalizados

Tipo de vacuna

Aunque existe una vacuna de virus atenuados, la más empleada es la realizada con virus inactivados (enteros o fraccionados).

Dosificación

En el anciano se administra en dosis única intramuscular, generalmente en región deltoidea, y recomendándose en los meses previos a las posibles epidemias (Octubre-Noviembre).

Eficacia

Su acción protectora se inicia a las dos semanas de su administración y en el anciano algunos estudios han encontrado una eficacia algo inferior al del resto de población en cuanto a la prevención de la enfermedad (60-70%), si bien esta demostrada la disminución de mortalidad y de ingresos hospitalarios en los mismos.

Contraindicaciones

No existen en el anciano otras contraindicaciones para la misma, diferentes al del resto de grupos de edad (alergia a las proteínas del huevo y enfermedad aguda intercurrente principalmente).

Efectos secundarios

En un 10-20% pueden aparecer reacciones locales y en un 2-5% cuadros generales (principalmente malestar general, mialgias y fiebre).

Interacciones

La vacuna antigripal disminuye el aclaramiento de teofilinas y warfarina, pero los estudios no han evidenciado efectos trascendentes por dicho motivo.

Vacuna antineumocócica

Está indicada en toda persona mayor de 65 años, pero especialmente en aquellos que presenten enfermedad crónica (respiratoria, cardiaca, renal, diabetes mellitus, cirrosis hepática) o inmunodepresión o que residan en una institución.

Tipo de vacuna:

Vacuna inactivada formada por 23 serotipos de polisacáridos capsulares (aproximadamente el 90% de los serotipos que producen la enfermedad)

Dosificación

Dosis única intramuscular preferiblemente en región deltoidea. Puede administrarse simultáneamente a la vacuna antigripal sin aumentar los efectos secundarios ni perder eficacia, pero su inoculación deberá realizarse en lugar distinto.

En general la revacunación debe realizarse cada 6 años (cada 3 en sujetos con esplenectomía, trasplantados o con síndrome nefrítico), si bien algunos autores ponen en duda la necesidad de revacunación sistemática en los ancianos.

Eficacia
Los niveles protectores de anticuerpos aparecen a las 2-4 semanas de su administración. Su eficacia oscila, según distintos estudios, entre el 50% y el 80%.

Contraindicaciones
Como únicas contraindicaciones absolutas en el anciano aparecen la alergia a alguno de sus componentes o la reacción adversa grave en alguna dosis previa. En pacientes que están o se van a someter a tratamiento inmunosupresor (corticoides a dosis altas, quimioterapia, etc.) deberá evitarse la vacunación desde 2 semanas antes del inicio hasta 3 meses después de suspenderlo.

Efectos secundarios
En aproximadamente la mitad de los pacientes aparece reacción local (eritema y dolor). Las reacciones generales son raras (1%) y en general consisten en fiebre, mialgias y cefalea.

Interacciones
No presenta interacciones de interés

Vacuna tétanos-difteria
Ambas vacunas se administran de forma conjunta, estando indicadas en todas las personas, incluidos los ancianos

Tipo de vacuna

En el anciano se utiliza la vacuna "Td" que contiene toxoide tetánico y toxoide difterico tipo adulto (lleva menor dosis que el tipo infantil).

Existe preparado de toxoide tetánico aislado para aquellas personas a las que no pueda inoculárseles toxoide difterico.

Dosificación
Hay que distinguir entre:

> ➤ Primo vacunación: En caso de no haber recibido nunca la vacuna. Se administran 3 dosis intramusculares de 0,5 ml. Separadas 4-8 semanas la segunda y 6-12 meses la tercera. En caso de interrupción de la pauta, se deberá completar el número de dosis pendientes no siendo necesario repetir dosis ya administradas.
> ➤ Recuerdo: dosis única intramuscular de 0,5 ml cuando hayan transcurridos más de 10 años de la primo vacunación ó de la dosis de recuerdo previa, o cuando hayan transcurridos más de 5 años de las mismas y el paciente presenta herida de riesgo o contacto con paciente con difteria.

Eficacia
La correcta vacunación confiere una eficacia vacunal del 90-95% en el caso de la difteria y superior al 99% en el caso del tétanos.

Contraindicaciones
Únicamente la reacción severa ante una dosis previa o la intercurrencia de un cuadro agudo deben contraindicar su uso (en este caso no sí la vacunación se produce ante una herida de riesgo o un contacto con paciente con difteria).

Efectos secundarios
Son escasos y principalmente a nivel local. Los cuadros sistémicos en general son inespecíficos (malestar general, vómitos, cefalea, etc.), pudiendo aparecen de forma muy infrecuente reacciones anafilácticas o

de neuropatía periférica que en general se asocian a administración de dosis repetidas innecesarias.

Interacciones

No presentan interacciones de interés clínico.

Quimioprofilaxis

En la tabla 2 se presenta la propuesta de actuación para la prevención del tétanos ante una herida, que no difiere de la de otros grupos de edad.

Tabla 2: Prevención de tétanos ante una herida

		TIPO DE HERIDA	
		No Riesgo (1)	Riesgo (2)
Situación Vacunal	Correcta	Dosis de recuerdo si última > 10 años	Dosis de recuerdo si última > 5 años
	Incorrecta ó Incierta	Iniciar o completar vacunación	Iniciar/completar vacunación + Gammaglobulina

(1) Herida de no-riesgo: heridas menores y limpias.

(2) Herida de riesgo: quemaduras, aplastamiento, sucias, con zonas necrosadas, etc.

TEMA 8

LA PREVENCIÓN DE ENFERMEDADES CARDIOVASCULARES

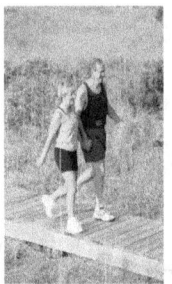 Es posible reducir el riesgo de padecer una enfermedad cardiovascular mediante la eliminación de los factores de riesgo que se pueden controlar y el cuidado de los factores de riesgo que no se pueden controlar. En este tema vamos a darle información sobre las modificaciones en su estilo de vida que pueden ayudar a disminuir el riesgo de enfermedad cardiovascular.

Principales factores de riesgo para las enfermedades crónicas
Los factores de riesgo para todas las enfermedades crónicas están encabezados por los siguientes:
- Fumar.
- Una alimentación inadecuada.
- El estilo de vida sedentario.

Un estilo de vida más saludable puede ayudar a prevenir las cardiopatías (enfermedades del corazón). Esto incluye lo siguiente:
- ✓ Eliminar el consumo de los productos derivados del tabaco.
- ✓ Seguir una dieta saludable para el corazón.
- ✓ Seguir un programa de ejercicios adecuado.

Eliminar el consumo de los productos derivados del tabaco
Debe ser consciente de que todos los productos del tabaco, y no sólo los cigarrillos, están incluidos en los factores de riesgo para las enfermedades crónicas. Y, aunque pueden existir ciertos usos médicos para los derivados de algunas drogas aceptadas socialmente, como el alcohol, la nicotina no tiene ninguna utilidad terapéutica. En cuanto deje

de fumar, su cuerpo empieza a curarse por sí mismo de los efectos devastadores del tabaco.

Adoptar una dieta saludable para su corazón

Uno de los aspectos para el control de los factores de riesgo de un ataque al corazón es seguir una dieta saludable para el corazón que incluya cantidades adecuadas de lo siguiente:

- Calorías.
- Colesterol.
- Grasas.
- Fibra.
- Sodio.

Para intentar eliminar cualquier posible confusión, se ha establecido una pirámide de los alimentos y elaborado leyes para el etiquetado de los mismos.

Mantener una dieta saludable y equilibrada para el corazón le ayudará a conseguir lo siguiente:

- Controlar los factores de riesgo para el ataque al corazón y la embolia cerebral.
- Prevenir o controlar otras enfermedades crónicas.
- Adelgazar y a aumentar su nivel de energía.
- Mejorar su estado general de salud.

Seguir un programa de ejercicios adecuado

Una medida importantísima para reducir sus posibilidades de tener un ataque al corazón es encontrar tiempo para hacer ejercicio. Hoy en día, con esta sociedad que vive a un ritmo tan rápido, la gente tiene que programar su tiempo para hacer ejercicio.

Elija una actividad que le guste y hable con su médico sobre un plan de ejercicio que se adapte a sus necesidades y a su capacidad individual. Un programa de ejercicios le ayudará a controlar casi todos los factores de riesgo para el ataque al corazón y la embolia cerebral.

El hábito de fumar y las enfermedades cardiovasculares
Las enfermedades causadas por el fumar matan a miles de personas en nuestro País al año. Incluso con las campañas antitabaco y las cláusulas de exención de responsabilidad médica, mucha gente sigue fumando o empieza a fumar todos los años.

Cada vez es más alto el porcentaje de niños y adolescentes que componen la lista de nuevos fumadores Estos nuevos fumadores sustituyen, en muchos casos, a quienes dejan de fumar o mueren prematuramente de una enfermedad asociada con el hábito de fumar.
Los fumadores no sólo han aumentado su riesgo de padecer una enfermedad de los pulmones, incluido el cáncer de pulmón y el enfisema, sino que también han aumentado el riesgo de padecer enfermedades del corazón, ataque cerebral y cáncer en la boca.

Hechos sobre el hábito de fumar y las enfermedades cardiovasculares

> ➢ Dos de cada cinco muertes relacionadas con el fumar son debidas a enfermedades cardiovasculares.
> ➢ Fumar cigarrillos produce un riesgo mayor de enfermedad coronaria en las persones menores de 50 años.
> ➢ Las mujeres que fuman y toman anticonceptivos orales tienen mucho mayor riesgo de padecer una enfermedad cardiovascular o un ataque cerebral que las mujeres que toman anticonceptivos pero no fuman.

¿Cómo afecta el fumar al sistema cardiovascular?
En lo que respecta al aumento de riesgos para el sistema cardiovascular, el fumar:
  ✓ Causa aumentos inmediatos y a largo plazo de la presión de la sangre.
  ✓ Causa aumentos inmediatos y a largo plazo del ritmo del corazón.
  ✓ Reduce el gasto cardiaco y el flujo coronario de sangre.

- ✓ Reduce la cantidad de oxígeno que llega a los tejidos del cuerpo.
- ✓ Modifica las propiedades de los vasos sanguíneos y de las células de la sangre - lo que permite que el colesterol y otras sustancias grasas formen concentraciones (se acumulen).
- ✓ Contribuye a aumentar la presión de la sangre y aumenta el riesgo de formación de coágulos.
- ✓ Daña los vasos sanguíneos.
- ✓ Duplica el riesgo de ataque cerebral isquémico (reducción del flujo de sangre al cerebro).
- ✓ Además, el fumar se ha asociado con la depresión y con los trastornos psicológicos.

¿Cuáles son los riesgos que corren los "fumadores pasivos"?

Son fumadores pasivos todas aquellas personas que conviven de forma continuada en un ambiente en el que existan fumadores. Se ha calculado que de 37.000 a 40.000 personas mueren cada año por enfermedades del corazón y de los vasos sanguíneos causadas por la exposición pasiva al humo del tabaco que se aspira de los fumadores y el que emite la colilla de un cigarrillo, un puro o una pipa.

La exposición al humo, ya sea directa o indirecta, supone riesgos significativos para la salud en las mujeres embarazadas, los bebés y los niños pequeños. Los niños y los bebés que se exponen al humo del tabaco son más propensos a tener infecciones de oído y asma, y tienen un riesgo mayor de síndrome de muerte súbita (o muerte de cuna, su sigla en inglés es SIDS) que los niños y bebés que no están en contacto con el humo del tabaco.

A continuación, se enumeran los síntomas más comunes que podrían estar asociados con la exposición al humo de por parte de los fumadores pasivos. Sin embargo, cada individuo puede experimentar los síntomas de una forma diferente. Los síntomas pueden incluir los siguientes:
- ✓ Irritación de los ojos, la nariz y la garganta.
- ✓ Tos.
- ✓ Flema excesiva (mucosidad en los conductos de aire).

✓ Molestias en el pecho debidas a irritación de los pulmones.

✓ Dolor en el pecho, que podría indicar enfermedad del corazón.

Estos síntomas pueden parecerse a los de otras condiciones o problemas médicos. Siempre consulte a un médico para su diagnóstico.

El hábito de fumar y las enfermedades cardiovasculares
El fumar, junto con el colesterol alto, la presión alta de la sangre, la inactividad física, la obesidad y la diabetes, encabeza las listas de los principales factores de riesgo para las enfermedades cardiovasculares, y es responsable de miles de muertes de españoles cada año. De hecho, el fumar se ha calificado como la mayor causa prevenible de muerte prematura en nuestro País.

La importancia de dejar de fumar
De acuerdo con los especialistas, dejar de fumar no sólo reduce el riesgo de enfermedad coronaria, sino que también reduce el riesgo de repetición de ataques al corazón y de muerte por enfermedad del corazón en un 50 por ciento.

Las investigaciones también indican que el dejar de fumar es fundamental para el control de muchos factores contribuyentes en el ataque al corazón, incluidos la arteriosclerosis, la trombosis, la enfermedad coronaria y las arritmias cardiacas.

Dejar de fumar es una tarea tanto física como mental. Mentalmente, usted debería estar preparado y relativamente libre de estrés. Físicamente, necesita comprometerse a realizar ejercicio a diario y dormir lo suficiente. Las personas que intentan dejar de fumar se encuentran con dos obstáculos: la adicción física a la nicotina y la dependencia psicológica.

A continuación ofrecemos una serie de consejos prácticos para que los fumadores logren dejar de fumar:

➢ Piense por qué quiere dejarlo.

- Elija una temporada en la que no esté estresado para dejarlo.
- Busque apoyo y ánimos en sus familiares, amigos y compañeros de trabajo.
- Empiece a hacer algún ejercicio o actividad a diario para aliviar el estrés y mejorar su salud.
- Descanse mucho.
- Mantenga una dieta equilibrada.
- Únase a un programa para dejar de fumar o a algún grupo de apoyo.

En algunos casos, los fumadores pueden ayudarse de productos sustitutivos de la nicotina para conseguir superar el hábito de fumar. Los productos sustitutivos de la nicotina siguen dando nicotina a los fumadores, para superar su ansia de esta sustancia. Sin embargo, el beneficio de tomar productos sustitutivos la nicotina es la eliminación de alquitrán y los gases tóxicos que emiten los cigarrillos.

Las mujeres embarazadas o que están amamantando, y las personas con otras condiciones médicas, deberían consultar a su médico antes de utilizar sustitutivos de la nicotina. Algunos ejemplos de productos sustitutivos de la nicotina son los siguientes:

- Chicles de nicotina que se venden sin receta y que liberan pequeñas cantidades de nicotina para ayudar a reducir el síndrome de abstinencia.
- Parches de nicotina que se venden sin receta y que se aplican en la parte superior del cuerpo una vez al día; liberan una dosis constante de nicotina y contribuyen a reducir la necesidad de fumar.
- Inhaladores o aerosoles nasales de nicotina que son productos sustitutivos de la nicotina que se venden con receta médica y que emiten nicotina para ayudar a reducir el síndrome de abstinencia (es necesaria la aprobación de un médico para poder utilizarlos).

La dieta y las enfermedades cardiovasculares

El problema de las enfermedades cardiovasculares es la acumulación de materia orgánica, principalmente grasa y colesterol, en el interior de los vasos sanguíneos. Este proceso se produce en mayor o menor medida en todas las arterias del organismo, pero cuando más preocupante se vuelve este proceso es cuando las arterias afectadas son las encargadas de aportar sangre fresca al corazón o al cerebro.

La cardiopatía coronaria afecta a la red de vasos sanguíneos que rodea al corazón y riega el miocardio. Igual que otras arterias del cuerpo, las coronarias sufren aterosclerosis, un engrosamiento de las paredes y estrechamiento de la luz por la invasión de lípidos, colesterol principalmente, y otros materiales hacia la íntima o capa más interna para formar placas.

A medida que estas lesiones crecen, la arteria se estrecha tanto que la circulación disminuye de manera importante, o puede ocluirse completamente por un coágulo (trombo), que puede formarse por hemorragia de la placa en sí o llegar a ella de alguna otra parte del cuerpo. La arteria también puede sufrir espasmo muscular que interfiere con la circulación.

La falta de sangre en los tejidos del corazón resultante (isquemia) causa un infarto o la muerte de la porción del miocardio que no recibe oxígeno ni nutrición. La posibilidad de que el corazón continúe latiendo depende de la extensión de la musculatura afectada, la presencia de circulación colateral y la necesidad de oxígeno.

El papel de la alimentación

A pesar de la importancia de todos y cada uno de los factores de riesgo, el tipo de alimentación es quizá aquel sobre el que un mayor control podemos ejercer y del que está claramente probado que afecta a una parte muy importante del resto de los factores implicados. Los alimentos que ingerimos pueden ser unos buenos aliados a la hora de prevenir este tipo de enfermedades.

Las grasas

Las grasas o lípidos son los elementos de nuestra alimentación que más importancia tienen en la prevención de las enfermedades cardiovasculares. Pero no todas las grasas son iguales ni se comportan de la misma manera en nuestro organismo. Vamos a ver qué tipo de grasa podemos encontrar en los alimentos, qué pasa cuando estas grasas son digeridas y absorbidas por nuestro organismo y por qué unas grasas son mejores o peores que otras y daremos unas cuantas recomendaciones prácticas sobre cuál debe ser nuestro comportamiento ante las grasas, tanto en la mesa como en la cocina.

Las grasas en los alimentos

La mayor proporción de la grasa que ingerimos está compuesta por triglicéridos, que se forman de la unión del glicerol, o glicerina, a la que están unidos tres ácidos grasos de cadena más o menos larga. En los alimentos que normalmente consumimos siempre nos encontramos con una combinación de **ácidos grasos saturados e insaturados**. Los ácidos grasos saturados son más difíciles de utilizar por el organismo, ya que sus posibilidades de combinarse con otras moléculas están limitadas por estar todos sus posibles puntos de enlace ya utilizados o "saturados".

Entre los ácidos grasos insaturados se pueden distinguir los poliinsaturados, con varios enlaces libres, de los monoinsaturados, con sólo un enlace libre.

Las grasas de nuestra dieta también contienen vitaminas liposolubles (A, D y E) y sustancias como los fosfolípidos, que incluyen fósforo en sus moléculas. Entre otras cosas, forman las membranas de nuestras células y actúan como detergentes biológicos. Y no podemos olvidar al **colesterol**, sustancia indispensable en el metabolismo por formar parte de la zona intermedia de las membranas celulares, e intervenir en la síntesis de las hormonas, pero que tan malas pasadas nos juega cuando se encuentra en exceso.

Las grasas en nuestro cuerpo

Durante la digestión, las grasas se descomponen en sus partículas elementales para poder atravesar la membrana intestinal y ser absorbidas eficazmente. Tras la absorción se vuelven a componer, pero no con la misma estructura que tenían anteriormente. Los ácidos grasos más pequeños (de menos de 12 átomos de carbono) pasan directamente a la sangre y son transportados al hígado donde se utilizan para producir energía.

Los ácidos grasos más grandes (12 átomos o más) se unen con otras moléculas de proteínas, fosfolípidos y colesterol formando algo así como un autobús multirracial de transporte de nutrientes. Estas grandes moléculas de transporte se denominan **lipoproteínas** y son la clave para la comprensión del proceso de la enfermedad cardiovascular. Pueden ser de diferentes tipos en función de su tamaño y de su composición.

Cómo afectan las grasas de los alimentos a las grasas de nuestro cuerpo

Vamos a ver a continuación cómo interactúan las unas con las otras y de qué forma afecta al desarrollo de las enfermedades cardiovasculares.

> Colesterol
> A pesar del miedo que nos han hecho tenerle, el colesterol presente en los alimentos no es tan peligroso como el que circula por nuestras venas. En numerosos experimentos con diferentes especies de animales se encontró que el colesterol de la dieta resultaba ser altamente aterogénico (formador de placas de ateroma en las arterias), por lo que se pensó que en los humanos ocurriría lo mismo.
>
> Sin embargo, los humanos en general no son tan sensibles al colesterol de la dieta como otras especies de animales, y hoy en día tenemos la evidencia de que el colesterol ingerido influye bastante menos sobre el aumento de colesterol en sangre (que es el realmente peligroso) que el consumo de grasas saturadas. Esto

se explica porque la absorción del colesterol en el intestino humano está limitada a un 40 o 50 % de lo ingerido, con amplias diferencias de unos individuos a otros determinadas por factores genéticos.

Esta variabilidad también depende de numerosos factores. Por ejemplo, los triglicéridos presentes en el intestino (de alimentos grasos) favorecen la absorción de colesterol, mientras que los esteroles vegetales (de alimentos ricos en fibra vegetal) y marinos (del marisco) la reducen por competir con su absorción.

El contenido de colesterol de la alimentación típica occidental es de unos 400 mg/día. Cuando la ingesta sobrepasa los 500 mg/día la absorción disminuye porcentualmente. No obstante, las recomendaciones oficiales al respecto señalan que el contenido en colesterol de la dieta no debe nunca sobrepasar los 300 mg/día.

➢ Ácidos grasos saturados
Los ácidos grasos saturados carecen de dobles enlaces y les cuesta combinarse con otras moléculas. Por este motivo, la mayor parte de las grasas saturadas se mantienen en estado sólido a temperatura ambiente. Todas las grasas animales son altamente saturadas, excepto las del pescado y los mariscos, que son muy poliinsaturadas. Algunas grasas vegetales, como el aceite de coco y el de palma, son muy ricas en ácidos grasos saturados. En numerosos estudios epidemiológicos se ha comprobado que la ingesta de grasas saturadas aumenta los niveles de colesterol en sangre.

➢ Ácidos grasos monoinsaturados
El principal representante de los ácidos grasos monoinsaturados en nuestros alimentos es el ácido oleico (C18:1). Tiene un único doble enlace y está presente en todas las grasas animales y aceites vegetales, especialmente en el aceite de oliva.

Durante muchos años el interés sobre los ácidos grasos de la dieta se ha centrado en las proporciones entre ácidos grasos saturados y poliinsaturados. Los ácidos grasos monoinsaturados fueron olvidados de los estudios durante muchos años. En el Estudio de los Siete Países se demostró que un alto consumo de monoinsaturados derivados del aceite de oliva traía consigo niveles bajos de colesterol e incidencia reducida de las enfermedades cardiovasculares.

Tanto los ácidos grasos poliinsaturados como los monoinsaturados pueden reducir el colesterol total y LDL cuando reemplazan en la dieta a las grasas saturadas. Pero, las dietas ricas en poliinsaturados pueden reducir el colesterol HDL, que tiene un papel protector claramente demostrado en las enfermedades cardiovasculares.

Sin embargo, estudios bastante recientes han demostrado que al sustituir las grasas saturadas por monoinsaturadas no sólo no se reduce el colesterol HDL, sino que incluso lo aumenta. En resumen, las dietas ricas en ácidos grasos monoinsaturados son las que producen el perfil lipídico más favorable para la prevención de las enfermedades cardiovasculares.

➢ Ácidos grasos poliinsaturados
Estos ácidos grasos no pueden ser sintetizados por el organismo humano y sin embargo son esenciales, por lo que deben ser aportados por la dieta. Se clasifican en ácidos grasos w -3 y w -6 según la posición del doble enlace.

• Ácidos grasos w -6
El principal ácido graso w -6 es el linoleico (C18:2), que se encuentra principalmente en los aceites vegetales de semillas (maíz, soja, girasol, etc.). Los ácidos grasos poliinsaturados reducen el colesterol total y LDL cuando reemplazan en la dieta a las grasas saturadas. También reducen el colesterol

HDL, lo cual no es deseable para una máxima protección frente a las enfermedades cardiovasculares.

- Ácidos grasos w -3

Los ácidos grasos w -3 se encuentran en pequeñas cantidades en algunos aceites vegetales, pero su fuente principal son los animales marinos (pescado y marisco). Los principales son el ácido linolénico (C18:3), el eicosapentaenoico (EPA; C20:5) y el docosahexaenoico (DHA; C22:6).

Los estudios de poblaciones que consumen grandes cantidades de grasa w -3 de pescado y animales marinos han mostrado siempre una baja incidencia en enfermedades cardiovasculares.

- Se ha comprobado que este tipo de grasas reduce la presión arterial y disminuye la viscosidad sanguínea. Estos son los motivos por los que siempre se recomienda aumentar el consumo de pescado frente al de carnes y otros tipos de alimentos de origen animal para reducir el riego de enfermedades cardiovasculares.

- Ácidos grasos trans

Los ácidos grasos trans han sido los últimos que han aparecido en el debate anticolesterol. Son utilizados por la industria alimentaria para la producción de grasas vegetales sólidas, sobre todo en las margarinas.

El efecto de los ácidos grasos trans sobre los lípidos y lipoproteínas en el organismo humano es similar al de las grasas saturadas. A pesar de las campañas publicitarias de muchos productos que contienen este tipo de grasas hidrogenadas, nunca se puede recomendar su consumo frente al de las grasas vegetales sin manipular cuando se trata de prevenir las enfermedades cardiovasculares.

➤ Vitaminas antioxidantes

La oxidación de las lipoproteínas de alta densidad LDL tiene un importante papel en el inicio y desarrollo de la arteriosclerosis. El oxígeno es imprescindible para que nuestras células respiren, pero si no es perfectamente controlado durante su transporte tiene efectos letales para los componentes de nuestro organismo.

Durante la respiración celular se producen radicales libres de oxígeno que pueden lesionar las proteínas de las células y alterar sus membranas. También actúan sobre las lipoproteínas transportadas por la sangre. Los sistemas biológicos se protegen contra las lesiones oxidativas producidas por los radicales de oxígeno mediante antioxidantes naturales que trabajan tanto en el interior como en el exterior de las células.

Determinados nutrientes, como las vitaminas E y C y los betacarotenos se comportan como antioxidantes, y en numerosos estudios de todo tipo se ha comprobado que cuando se consume una cantidad suficiente de estas vitaminas, la mortalidad por enfermedades cardiovasculares disminuye.

Debemos asegurarnos de que nuestra dieta contiene suficientes elementos antioxidantes. El aceite de oliva tiene grandes cantidades de vitamina E, pero los procesos industriales de refinado a altas temperaturas destruyen esta vitamina. Sin embargo, el aceite de oliva virgen prensado en frio y sus vitaminas permanecen intactas, por lo que su capacidad antioxidante es superior a la de cualquier aceite refinado.

Recomendaciones prácticas sobre las grasas
✓ Reducir el consumo de grasas de forma que no aporten más de un 30 % de las calorías ingeridas. De este 30 %, se recomienda que las grasas monoinsaturadas constituyan al menos un 15 % del total, un 5 % las poliinsaturadas y menos de un 10 % las

saturadas. Además se recomienda reducir el consumo de colesterol hasta 300 mg/día.

✓ Se recomienda el consumo de grasas de origen vegetal, que no contienen colesterol y están compuestas en su mayor parte por ácidos grasos poliinsaturados (aceites de maíz o girasol) y monoinsaturados (aceite de oliva).

✓ Se preferirá siempre el aceite de oliva de primera prensa en frío por su riqueza en ácidos grasos monoinsaturados y sus cualidades antioxidantes.

✓ Los llamados aceites tropicales (de palma, palmiste y coco) a pesar de ser vegetales están formados principalmente por grasas saturadas, por lo que evitaremos su consumo.

✓ Se desaconseja el consumo de margarinas ya que, a pesar de ser grasas vegetales, contienen grasas hidrogenadas con ácidos grasos trans, que se comportan en el organismo como grasas saturadas.

✓ Los alimentos se cocinarán con la mínima grasa posible, prefiriendo la cocción, el asado o la plancha a la fritura. En caso de freír los alimentos, se utilizará preferentemente aceite de oliva que además de soportar mayores temperaturas sin desnaturalizarse, forma una capa superficial alrededor de los alimentos protegiendo su textura interna y sin dejar escapar sus jugos. En los guisos, una vez enfriados retirar la capa superficial solidificada de grasa (que es siempre saturada) antes de servirlos.

✓ Hay que evitar los alimentos procesados porque pueden contener grasas de dudoso origen. En caso de consumir alimentos procesados, leer atentamente las etiquetas de información nutricional

Las carnes y pescados

Algunos estudios con animales de experimentación han comprobado que las proteínas animales aumentan el colesterol sanguíneo y provocan más arteriosclerosis que las proteínas vegetales.

Lo que se debe tener siempre en cuenta es que las grasas presentes en las carnes y aves son ricas en ácidos grasos saturados y colesterol, que inciden negativamente en el perfil lipídico, mientras que las grasas de los pescados y mariscos están formadas principalmente por ácidos grasos de la serie W-3, de los cuales se han probado diversos efectos protectores de las enfermedades cardiovasculares

Recomendaciones prácticas

✓ Mantener el consumo de carnes y pescados reducido a fin de no sobrepasar nuestras necesidades diarias de proteínas, lo cual implica un mayor riesgo cardiovascular. El consumo global de proteínas (de todas las fuentes) recomendado es de un 15 % del ingreso energético diario o 0,8 gr por kilo de peso y día.

✓ En general, preferir alimentos de origen vegetal en vez de los de origen animal. No debemos olvidar que la menor tasa de enfermedades cardiovasculares se da entre los vegetarianos. La combinación de legumbres con arroz o soja tiene las mismas proteínas que una cantidad similar de carne.

✓ Preferir siempre los pescados –especialmente el pescado azul– y mariscos a las carnes y aves.

✓ Preferir también las aves como el pollo y el pavo o el conejo a las carnes rojas, por tener menos grasa saturada y colesterol. Retirar siempre la piel y la grasa de debajo de la piel antes de cocinarlos. Evitar también el pato y el ganso por la gran cantidad de grasa que contienen.

✓ Evitar las carnes rojas, que aportan siempre gran cantidad de grasas saturadas, y elegir, en cambio, cortes magros de vaca, ternera o cordero, eliminando la grasa visible antes de cocinarlas.

✓ Los embutidos y salchichas en general son muy ricos en grasas saturadas, por lo que deberemos evitarlos. Se pueden sustituir por jamón cocido, que ha perdido gran parte de su grasa.

✓ Las vísceras (hígado, riñones, sesos, etc.) son muy ricas en colesterol y debemos evitarlas. El hígado es una fuente muy importante de vitaminas y minerales, pudiendo tomarse una porción de 100 g una vez al mes.

Huevos y lácteos

Las proteínas contenidas en los huevos y la leche afectan poco al desarrollo de las enfermedades cardiovasculares. Sin embargo, debemos asegurarnos de que la cantidad de proteínas que ingerimos no sobrepase nuestras necesidades diarias. Porque el consumo de proteínas por encima de nuestras necesidades produce un engrosamiento y falta de permeabilidad de los capilares sanguíneos por acumulación de aminoácidos que conducen a la hipertensión y a la diabetes

De hecho, en algunos estudios se ha comprobado que es preferible, para la prevención de enfermedades cardiovasculares, la proteína vegetal de la leche de soja en comparación con la caseína de la leche de vaca.

De todas formas, las proteínas de la leche y los huevos son las más completas y libres de aditivos y toxinas que podemos encontrar, por lo que no debemos renunciar a su consumo. Tampoco podemos olvidar que los huevos son ricos en vitaminas del grupo B, hierro y otros minerales, y que la leche es una fuente casi imprescindible de calcio, fósforo y vitaminas A y D.

El mayor problema de este tipo de alimentos es la cantidad y el tipo de grasa que contienen. La yema del huevo es una importante fuente de colesterol (contiene unos 200 mg cada una), por lo que debemos limitar su consumo. La clara del huevo no contiene colesterol y puede consumirse sin limitaciones. La leche y los lácteos en general son una de las mayores fuentes de grasas saturadas en la dieta y es mejor consumirlos desnatados o semidesnatados.

Recomendaciones prácticas
✓ No tomar más de 2 o 3 yemas de huevo a la semana. El consumo de claras no está limitado, por lo que podemos mezclar una yema con dos claras para hacer tortillas, revueltos o salsas. No hay que olvidarse de los huevos que se consumen como ingredientes de bollos, cremas, mayonesas, rebozados, etc.

✓ Tomar sólo huevos cocinados, nunca crudos, a no ser que se tengan garantías absolutas de que las gallinas de las que proceden no transmiten la salmonella.

✓ Evitar la leche entera, helados comerciales, nata, mantequilla y derivados. Si se está acostumbrado a consumir productos lácteos con toda su grasa, resultará más fácil cambiar a los desnatados si primero pasamos una temporada tomando productos semidesnatados.

✓ Teniendo en cuenta que debemos limitar su consumo, es preferible la mantequilla a las margarinas, ya que a pesar de estar fabricadas éstas a partir de grasas vegetales, contienen grasas hidrogenadas con ácidos grasos trans, que se comportan en el organismo como grasas saturadas.

✓ Consumir quesos frescos en lugar de grasos. Cuanto más secos y curados son los quesos más grasa contienen y cuanto más tiernos más agua. Los quesos de untar o de fundir también tienen una gran proporción de grasas saturadas.

Cereales, harinas y pastas

Los cereales en general, sus harinas, la pasta y las legumbres son la principal fuente de hidratos de carbono complejos de nuestra dieta y deben constituir la base de nuestra alimentación, especialmente si queremos prevenir las enfermedades cardiovasculares. También son una importante fuente de vitaminas del grupo B, hierro, proteínas y fibra vegetal cuando son integrales.

A pesar de lo beneficioso que resulta consumir una gran proporción de las calorías de la dieta en forma de hidratos de carbono, es importante que mantengamos las cantidades dentro de un orden y no sobrepasemos la cantidad de calorías que realmente necesitamos. Las dietas altas en hidratos de carbono (60% de las calorías totales o más) que contiene azucares simples aumentan los triglicéridos y el cVLDL, reduciendo al mismo tiempo el cHDL. Los triglicéridos altos constituyen por sí solos un factor de riesgo de las enfermedades cardiovasculares.

Por otra parte, cuando la grasa se sustituye por hidratos de carbono complejos, contenidos en los vegetales, el efecto sobre el metabolismo lipídico es beneficioso, con descensos del colesterol total, cLDL y triglicéridos. Tales efectos pueden adscribirse en parte al contenido en fibra alimentaria de estos nutrientes. Sin embargo, las dietas con mucho hidrato de carbono complejo y poca grasa pueden ser poco variadas y, por tanto, escasamente apetitosas.

En parte, por ello, el consumo de sal es superior en las dietas en hidratos de carbono, lo que favorece la elevación de la tensión arterial. Asimismo, estas dietas pueden favorecer la osteoporosis, ya que disminuye la absorción intestinal de calcio y aumenta su pérdida renal.

Las legumbres, verduras, frutas y cereales contienen sustancias indigeribles en el tubo digestivo humano, denominadas **fibra dietética** o **alimentaria**, que ejercen una influencia notable sobre la fisiología digestiva y el metabolismo del colesterol.

Existen dos tipos distintos de fibra alimentaria: la **fibra insoluble**, como la celulosa, lignina y algunas hemicelulosas, abundante en los cereales, y la **fibra soluble**, como las gomas y pectinas, contenidas sobre todo en legumbres, verduras y frutas. Diversos estudios de intervención dietética han demostrado que, por lo general, los alimentos que contienen abundante fibra soluble o sus extractos consiguen mayor efecto hipocolesterolemiante que los vegetales ricos en fibra insoluble como el salvado.

Por una parte, los polisacáridos solubles retienen parte de los ácidos biliares segregados por el hígado para la digestión de las grasas. Al disminuir la absorción de ácidos biliares del intestino en la circulación enterohepática, el hígado se ve obligado a retirar colesterol de la sangre para fabricar los ácidos biliares necesarios. El resultado es que disminuye el colesterol total y LDL en sangre. Por otro lado, el aumento de la ingesta de fibra, sea soluble o insoluble, acelera el tránsito intestinal, reduciendo de modo variable la absorción de colesterol.

Finalmente, la fibra alimentaria contiene esteroides vegetales, como el betasitosterol y las saponinas, que compiten con el colesterol para su absorción intestinal.

Recomendaciones prácticas
✓ Debe consumirse al menos un buen plato al día de cereales, pasta o legumbres. La pasta se cocinará al dente, para evitar subidas rápidas de glucosa. Las legumbres deben consumirse al menos dos veces por semana.
✓ Debe tenerse en cuenta que la mayoría de los productos de bollería y galletas suelen elaborarse con grasas saturadas. Debemos consumirlos con precaución y consultar previamente las etiquetas de información nutricional cuando se trate de productos industriales o procesados.

Frutas y verduras
Las frutas y verduras son muy ricas en vitaminas, minerales, hidratos de carbono complejos con fibra vegetal, y contienen cantidades mínimas de grasas que además son siempre insaturadas. Tienen un bajo contenido en calorías y sodio, y carecen de colesterol.

En todos los estudios que se han realizado a lo largo del tiempo con diferentes poblaciones, siempre se ha encontrado una alta correlación entre el elevado consumo de frutas y verduras y la baja incidencia de enfermedades cardiovasculares. Desde el punto de vista de la prevención de las enfermedades cardiovasculares, todas las frutas y verduras frescas que consumamos son pocas.

Recomendaciones prácticas
✓ Consumir diariamente al menos un buen plato de verduras frescas o, mejor aún, una buena ensalada. Al cocer la fibra vegetal cambia su consistencia y pierde parte de sus propiedades, por lo que es conveniente ingerir una parte de los vegetales de la dieta crudos. Al cocer la verdura se pierde gran parte de su vitamina C,

de la que necesitamos grandes cantidades para evitar la oxidación de las lipoproteínas en la sangre.

✓ Tomar al menos dos piezas de fruta al día. Una buena costumbre es comenzar el día tomando una pieza de fruta o en zumo natural antes del desayuno. El agua, las vitaminas antioxidantes y las enzimas que contienen la fruta nos ayuda a hidratar, depurar y vitalizar nuestro sistema cardiovascular.

✓ Tener precaución en el consumo de aceitunas, aguacates y frutos secos por su alto contenidos en grasas. Se recomienda consumir los frutos secos crudos por ser su contenido de vitaminas mayor. Los cacahuetes son ricos en grasas saturadas y deben consumirse con precaución.

✓ Recordar que el coco tiene una gran cantidad de grasa saturada y debe evitarse.

✓ Las patatas y demás vegetales ricos en almidón, por las calorías que contienen en proporción a las cantidades de fibra, vitaminas, minerales, etc., se considerarán en el grupo de cereales.

✓ Al cocinar las verduras, utilizar preferentemente el hervido, la cocción al vapor o asado antes que la fritura. En caso de rehogar la verdura, utilizar muy poco aceite y siempre de oliva.

✓ Comprueba el contenido de sodio de las verduras envasadas.

Alcohol y café

Diversos estudios epidemiológicos han encontrado una asociación entre el consumo moderado de bebidas alcohólicas y un menor riesgo de mortalidad por enfermedad cardiovascular. Parece ser que una ingesta moderada de alcohol, por debajo de los 30 g al día, tiene un efecto beneficioso sobre el perfil lipídico al aumentar el cHDL.

Por encima de esta cantidad de 30 g diarios, el alcohol no se puede metabolizar adecuadamente y causa graves daños en el hígado y el resto de los tejidos corporales, en especial el cerebro y el corazón. También actúa como un agente cancerígeno y provoca graves patologías psicosociales.

Además de este efecto beneficioso sobre los lípidos del alcohol en pequeñas dosis, se han descubierto sustancias antioxidantes en el vino, sobre todo en el tinto, que tienen una gran capacidad para proteger a las lipoproteínas LDL de la oxidación.

Estas sustancias, principalmente bioflavonoides y transresveratol, tienen una potencia antioxidante varias veces superior a la de la vitamina C y proceden principalmente del pellejo de las uvas negras. En realidad, se consiguen los mismos efectos protectores tomando zumo de uva o uvas al natural, pero las poblaciones en las que se realizaron los estudios que sacaron a la luz estos descubrimientos preferían beber vino.

Por otra parte, debido a que el alcohol compite con los ácidos grasos para su oxidación hepática, aumenta la síntesis de triglicéridos y, por tanto, de VLDL. El aumento de triglicéridos en la sangre es un factor de riesgo cardiovascular por sí sólo.

Sin embargo, el café o la cafeína no parece que tenga efectos importantes sobre los lípidos en la sangre. Algunos estudios han encontrado que el café descafeinado aumenta los niveles de cLDL, posiblemente debido a los restos de disolventes orgánicos que contiene, de los que también se ha dicho que son cancerígenos.

De todas formas, lo que sí que produce la cafeína es un aumento transitorio de la tensión arterial, lo cual produce un agravamiento del riesgo cardiovascular.

Recomendaciones prácticas

✓ El consumo de bebidas alcohólicas nunca superará los 30 g al día. Esta cantidad equivale a unos 300 cc de vino, unas 3 cervezas o una copa (75 cc) de coñac, whisky, anís, etc.
✓ Siempre se preferirá el vino tinto a cualquier otra bebida alcohólica, por sus propiedades antioxidantes.
✓ El consumo de alcohol está claramente desaconsejado en persona con sobrepeso o triglicéridos altos.

✓ Reducir el consumo de café, especialmente si se padece de hipertensión arterial.

✓ Evitar el consumo de café descafeinado. Si se quiere reemplazar el café por una bebida sin cafeína utilizar malta, achicoria o preparados de cereales.

La preparación de alimentos

La cocina es el laboratorio en el que los alimentos reciben su último tratamiento físico-químico antes de pasar a la mesa y ser ingeridos. Una preparación adecuada de los alimentos puede disminuir su contenido en calorías, grasa saturada y colesterol.

A pesar de que al tratar cada grupo de alimentos hemos ido señalando las pautas más correctas para su preparación, resumimos a continuación las normas generales a tener en cuenta:

✓ Usar métodos de preparación que precisen una menor cantidad de grasa: hervidos, asados, plancha y parrilla.

✓ Utilizar las frituras con moderación. Se aconseja emplear aceite de oliva, ya que los ácidos grasos monoinsaturados son más estables frente a las altas temperaturas requeridas para freír que los poliinsaturados de otros aceites.

✓ Seleccionar carnes magras y quitar toda la grasa cruda visible antes de cocinarla. Escurrir el exceso de grasa después de cocinarla, o enfriar el caldo de la cocción y retirar la grasa solidificada (que es siempre saturada). Retirar la piel del pollo antes de cocinarlo.

✓ Consumir preferentemente alimentos de origen vegetal en lugar de los de origen animal.

✓ Evitar alimentos preparados comercialmente, sobre todo los fritos (patatas fritas, chips, cortezas, etc.).

Factores de riesgo

A pesar de los cuidadosos estudios llevados a cabo durante más de 30 años, aún no se ha establecido la causa precisa de enfermedades cardiovasculares. El hecho de que el origen de estas enfermedades no se pueda atribuir a una única causa explica en parte la dificultad para diseñar estudios que aclaren los factores que contribuyen a un número tan grande de muertes cardiovasculares al cabo de cada año.

Sin embargo, datos epidemiológicos de estudios en todo el mundo han identificado constantemente valores de lípidos en sangre y ciertos factores ambientales, en particular dietéticos, que caracterizan a las poblaciones con frecuencia alta en enfermedades cardiovasculares.

De lo único que podemos estar seguros respecto a las enfermedades cardiovasculares es de que se producen cuando confluye un número suficiente de factores desencadenantes o "factores de riesgo". Los factores de riesgo que afectan al desarrollo de la enfermedad cardiovascular se pueden clasificar en diferentes categorías en función de si son modificables o no y de la forma en que contribuyen a la aparición de la enfermedad cardiovascular.

Factores no modificables
Nos guste o no, existen factores de riesgo cardiovascular con los que nacemos o, lo que es peor, que nos acompañan toda la vida incluso aumentando con el paso de los años sin que podamos hacer mucho al respecto. Estos factores de riesgo no modificables son:
- Sexo.
- Edad.
- Herencia o antecedentes familiares.

➤ Sexo
Los ataques cardiacos en personas jóvenes son sufridos principalmente por varones y su número aumenta de forma lineal con la edad. Los hombres por debajo de los 50 años tienen una incidencia más elevada de afecciones cardiovasculares que las mujeres en el mismo rango de edad –entre tres y cuatro veces más–. A partir de la menopausia, los índices de enfermedades cardiovasculares son sólo el doble en hombres que en mujeres de igual edad. En general, se ha comprobado que las complicaciones

clínicas de la arteriosclerosis aparecen en la mujer con 10-15 años de retraso con respecto al hombre.

El estrógeno, hormona femenina que regula los ciclos menstruales, disminuye la concentración de cLDL en grados variables según su relación con la progesterona, posible razón por la que las mujeres en edad de procreación son menos propensas a las ECV.

> Edad

Aunque las enfermedades cardiovasculares no son causa directa del envejecimiento, son más comunes entre las personas de edad avanzada. Esto se debe a que las afecciones coronarias son el resultado de un desorden progresivo. Se ha demostrado que la arteriosclerosis a menudo se inicia a una edad temprana y puede tardar entre 20 y 30 años en llegar al punto donde las arterias coronarias están suficientemente bloqueadas para provocar un ataque cardiaco u otros síntomas.

Sin embargo, las ECV no son una parte inevitable del envejecimiento, sino la consecuencia de un estilo de vida y de la acumulación de múltiples factores de riesgo. Hay muchas personas con 90 años y más con corazones saludables y vigorosos, así como sociedades en las que los ataques cardíacos son raros incluso entre los muy ancianos.

> Herencia o antecedentes familiares

Los miembros de familias con antecedentes de ataques cardíacos se consideran en una categoría de riesgo cardiovascular más alta. El riesgo en hombres con historias familiares de ECV antes de los 50 años de edad es de 1,5 veces a 2 mayor que en quienes aportan el factor hereditario. En cambio, parece ser que la cuestión genética influye en menor medida en las mujeres.

Todavía está por aclarar si la correlación entre antecedentes familiares de cardiopatías y el mayor riesgo cardiovascular se debe solamente a factores genéticos o es más bien la consecuencia de la transmisión de unos hábitos y un estilo de vida de padres a hijos. Si bien es cierto que las personas con una historia familiar de ECV no pueden cambiar su herencia, sí pueden tomar medidas para minimizar las probabilidades de sufrir un ataque cardíaco.

Factores modificables directos
Son aquellos factores de riesgo que intervienen de una forma directa en los procesos de desarrollo de la enfermedad cardiovascular. Son los siguientes:
- Niveles de colesterol total y LDL elevados.
- Niveles de colesterol HDL bajos.
- Tabaquismo.
- Hipertensión.
- Diabetes.
- Tipo de alimentación.

➢ Niveles de colesterol total y LDL elevados
Todos los estudios realizados al respecto concluyen que las personas que consumen grandes cantidades de colesterol y grasas saturadas tienen niveles más altos de colesterol en sangre, así como una incidencia superior de enfermedades coronarias.

Los niveles de colesterol total y LDL aparecen asociados a la mayoría de los demás factores de riesgo. Los valores de cLDL suelen ser superiores en las personas que padecen de obesidad y se relacionan también con la diabetes, el hipotiroidismo y los antecedentes familiares de hiperlipidemia. Asimismo, personas que realizan ejercicio de forma regular y vigorosa, como corredores o nadadores, suelen mantener un colesterol LDL bajo. Por el contrario, los fumadores tienen a presentar un LDL alto.

En los diversos estudios realizados para comprobar la eficacia de diferentes fármacos reductores del colesterol se ha coincidido en que un descenso de la concentración del colesterol en sangre de un 1% se acompaña de una disminución del 2% en la mortalidad esperada por ataques al corazón. En otros estudios de tipo epidemiológico se estableció que el riesgo de infarto de miocardio se incrementaba un 9,1% por cada 10 mg de aumento del colesterol en sangre. Si consideramos 160 mg/dl la concentración ideal de colesterol, esto supone un 2% de aumento de riesgo por cada 1% de incremento del colesterol en sangre.

➢ Niveles de colesterol HDL bajos
También ha sido ampliamente comprobado en numerosos estudios el valor predictivo de los niveles de colesterol HDL como factor de riesgo en relación inversa a la aparición de la enfermedad cardiovascular. El hecho de que las mujeres en edad fértil tengan una incidencia menor de ECV está directamente relacionado con unos niveles más elevados de cHDL.

Esto se debe a la acción de los estrógenos, hormonas femeninas que regulan los ciclos menstruales y que elevan el cHDL. De hecho, las mujeres pierden esta ventaja respecto a los hombres con la menopausia (caída de estrógenos) y la recuperan al recibir terapia hormonal con estrógenos.

En un metanálisis llevado a cabo a partir de múltiples estudios sobre poblaciones reales se ha llegado a la conclusión de que aumentos de 1 mg/dl conllevan una disminución de la mortalidad cardiovascular del 1,5%-2,7% en varones y del 2,5%-4,7% en mujeres.

La forma de aumentar el colesterol HDL y equilibrar la proporción entre LDL y HDL, es decir, de disminuir el riesgo de ataques cardiacos, es sustituir la ingesta de grasas saturadas por monoinsaturadas y aumentar el ejercicio físico.

➢ Tabaquismo

Hoy en día ya no cabe ninguna duda de que el hecho de ser fumador aumenta notablemente el riesgo de sufrir una enfermedad cardiovascular. Al parecer, los culpables son la nicotina y el monóxido de carbono.

La nicotina es una de las sustancias de mayor adicción en el tabaco. Cuando la nicotina (poderoso estimulante) es inhalada, empieza a actuar de forma casi instantánea forzando a las glándulas suprarrenales a segregar adrenalina, lo que provoca un aumento del ritmo cardiaco y de la presión de la sangre. En estas condiciones el corazón trabaja con más esfuerzo y se deteriora más rápidamente. La nicotina también estrecha o constriñe los capilares y las arterias, lo que eleva la presión sanguínea y reduce la circulación en los dedos, en las puntas de los pies y en toda la superficie corporal.

Al mismo tiempo, la cantidad de oxígeno disponible para el corazón se reduce, lo que puede traer consigo serias complicaciones si el músculo del corazón está ya recibiendo un flujo inadecuado de sangre como resultado de la enfermedad isquémica (estrechamiento) de las arterias coronarias.

Por su parte, el monóxido de carbono, un gas inodoro, que constituye del 1% al 5% del humo del tabaco, tiene una gran afinidad con la hemoglobina, la molécula de los glóbulos rojos que transporta el oxígeno. Cuando el monóxido de carbono pasa a los pulmones, como ocurre cuando se fuma, éste compite con el oxígeno en ligarse a la hemoglobina, y a consecuencia de su mayor afinidad con la hemoglobina, normalmente gana y desplaza al oxígeno.

Cuando el monóxido de carbono se une a la hemoglobina se forma una molécula llamada carboxihemoglobina, y en su presencia el oxígeno se une más estrechamente a la hemoglobina reduciendo la disponibilidad de oxígeno para las células del cuerpo. El monóxido de carbono también puede causar daños degenerativos en el propio músculo del corazón y modificar las paredes de los vasos sanguíneos, haciéndolas más susceptibles de acumular colesterol y otros depósitos grasos.

En resumen: el tabaco produce una combinación de niveles incrementados de adrenalina, ritmo cardiaco acelerado, elevación de la presión sanguínea, falta de oxigenación de las células y daños en las paredes de las arterias.

Los resultados de todos estos procesos han sido suficientemente comprobados en numerosos estudios epidemiológicos en los que se ha encontrado una alta correlación entre el hábito de fumar y la mortalidad cardiovascular. De hecho, los fumadores tienen un 70% más de probabilidad de padecer enfermedad coronaria y al hábito de fumar se le considera responsable de un 30% de las muertes coronarias en los países desarrollados.

La cuestión de los fumadores pasivos es un tema de permanente controversia en nuestra sociedad. Investigaciones con animales en laboratorios han demostrado que cuando el humo del tabaco expelido por un fumador es inhalado, aumenta la posibilidad de formarse placas en las arterias debido a la elevación de la agregabilidad plaquetaria. Esto no ha sido demostrado aún en seres humanos, pero muchos investigadores piensan que la evidencia es suficientemente fuerte como para prohibir fumar en lugares públicos.

Los cigarrillos bajos en nicotina y alquitrán no parecen disminuir el riesgo de padecer enfermedades cardiovasculares. De hecho, muchos de los filtros de este tipo de cigarrillos aumentan la cantidad de monóxido de carbono inhalada, lo cual empeora el problema.

Los fumadores de puros o pipa que no se tragan todo el humo tienen algo menos de riesgo que los fumadores (alrededor de un 70%).

> Hipertensión

Es bien conocido desde hace tiempo que cuando la presión sanguínea elevada se mantiene de forma sostenida en el tiempo se producen múltiples efectos adversos en el sistema cardiovascular. Ya en la primera mitad de este siglo las compañías americanas de seguros aportaron datos que demostraron la mayor mortalidad global y cardiovascular de los hipertensos.

Cuando existe hipertensión, el corazón se ve obligado a trabajar con más esfuerzo, lo que en un período de tiempo suficientemente largo puede provocar un aumento de volumen del corazón y un deterioro en la función de bombeo (deficiencia cardíaca). Por otra parte, la presión sanguínea alta mantenida contra las paredes de las arterias facilita la arteriosclerosis o endurecimiento de las arterias. Los vasos sanguíneos dañados a menudo no pueden entregar suficiente oxígeno a los órganos vitales, en particular al cerebro y el propio corazón. También se ha comprobado que los valores de colesterol HDL son más bajos cuando existe hipertensión.

Los riesgos de la hipertensión arterial (HTA) son mayores en los hombres que en las mujeres y su prevalencia no sólo aumenta con la edad, sino que el riesgo es mayor.

La mortalidad es aproximadamente tres veces superior en los hipertensos respecto a los normotensos. En general, se consideran hipertensos aquellos individuos con presión arterial superior a 159/94 mmHg y normotensos aquéllos con presiones inferiores a 140/90 mmHg.

La hipertensión arterial se ha relacionado desde siempre con la obesidad y el consumo de sodio (principalmente a partir de la sal común o cloruro sódico). La reducción de peso es una de las medidas a tomar para combatir la HTA.

En cuanto al consumo de sodio, parece que una disminución de 100 mmol/día en el consumo de sodio se asocia con reducciones de presión arterial de 5 mmHg en sujetos cuyas edades oscilan entre 15 y 19 años, y de hasta 10 mmHg en sujetos que tienen entre 60 y 69 años.

Las pruebas que acusan al sodio como causante de la hipertensión arterial provienen de datos epidemiológicos. Las sociedades primitivas, con ingestiones de sodio entorno a los 1.600mg/día, comparadas con la sociedad estadounidense o europea, cuyas ingestas alcanzan de 4.000 a 5.800 mg/día, apenas padecen hipertensión y el aumento de edad no se ve afectado por un incremento de la presión arterial, fenómeno muy habitual en las sociedades industrializadas. Sin embargo, a medida que estas sociedades primitivas adoptan estilos de vida más complicados o emigran a países industrializados, aumenta la frecuencia de hipertensión arterial.

Hasta ahora se desconoce cómo contribuye exactamente el sodio a un aumento de la presión arterial. Las teorías que se barajan son varias. Por un lado, se esgrime la posibilidad de un defecto hereditario o adquirido de los riñones, que para excretar su exceso origine el aumento de las concentraciones de sodio, cloruro y agua en la sangre.

También se ha propuesto la hipótesis de que el incremento del sodio intercelular podría inhibir el intercambio de sodio y calcio, lo que causaría la acumulación de éste último en la musculatura vascular, originando el aumento del tono y la resistencia, cuya consecuencia sería la elevación de la presión arterial.

Finalmente, estudios recientes parecen indicar que no es el sodio en sí el causante de la hipertensión arterial, sino la combinación de sodio con cloruro la que se relaciona con el incremento de la presión arterial.

En cualquier caso, no todas las personas responden de la misma manera al incremento del consumo de sodio. Hay dos tipos de poblaciones claramente diferenciadas, los sensibles a la sal y aquéllos a los que no les afecta en absoluto o de una forma mínima.

➤ Diabetes
La diabetes mellitus aumenta notablemente el riesgo de ataques cardíacos y otras manifestaciones de enfermedades cardiovasculares. Las personas con diabetes mal controlada tienden a tener una gama amplia de complicaciones relacionadas, lo que incluye alta concentración de lípidos en sangre, enfermedades coronarias, hipertensión y otros desordenes circulatorios. Esto afecta tanto a las grandes arterias, provocando arteriosclerosis, como a los pequeños vasos sanguíneos, provocando hemorragias en los ojos y extremidades, o, lo que es más grave, incluso en el cerebro.

La mayoría de los expertos en diabetes opina que el riesgo de estas complicaciones puede minimizarse si se mantienen niveles normales de azúcar en sangre. Esto requiere atención cuidadosa de la dieta y hacer ejercicio de forma regular. En pacientes con tratamiento insulínico es necesaria una supervisión responsable para asegurar las dosificaciones apropiadas.

Paradójicamente, la presencia de diabetes supone un factor de riesgo de infarto de miocardio mayor para la mujer que para el hombre.

No fumar, controlar la hipertensión y los lípidos en sangre es doblemente importante para los pacientes diabéticos.

➢ Tipo de alimentación
El efecto de la dieta sobre el desarrollo de las enfermedades cardiovasculares es más bien de tipo indirecto y actúa principalmente modificando la gravedad relativa de algunos de los demás factores de riesgo, especialmente los niveles de lípidos sanguíneos, la tensión arterial, la resistencia insulínica y la obesidad.

Sin embargo, existen otras variables dependientes de la dieta y que afectan de forma importante a la protección cardiovascular sin que se reflejen directamente en el conjunto de los demás factores de riesgo. Entre estas variables dependientes de la dieta se pueden enumerar las siguientes:

- Nivel de antioxidantes en el plasma (flavonoides, transresveratol), que influyen sobre la fracción de LDL oxidadas.
- Consumo de ácidos grasos w-3, por su efecto sobre monocitos-macrofagos. Parece demostrado que los ácidos grasos w-3 reducen la capacidad quimiotáctica de monocitos y neutrófilos, y la adherencia de los neutrófilos al endotelio. También se les ha demostrado un cierto efecto vasodilatador.
- Presencia de agentes trombogénicos o antiagregantes plaquetarios en la dieta. Está claramente probado que la dieta influye sobre el cociente prostaciclina/tromboxano, la liberación del activador del plasminógino o el fibrinógeno.
- Acción de la fibra, independientemente de su capacidad reductora del colesterol por su acción sobre la flora intestinal.

- Consumo elevado de alcohol, independientemente de su acción sobre el perfil lipídico y la tensión arterial, por su acción sobre la hemostasia.
- Consumo elevado de cereales y azucares refinados, por su acción sobre los triglicéridos, los cuales se tienden a considerar ahora como un factor de riesgo independiente.
- Consumo elevado de carnes, por el efecto destructor de los compuestos nitrogenados y toxinas en general sobre los tejidos del sistema cardiovascular, y por la inherente acumulación de aminoácidos en las membranas basales de los capilares sanguíneos.

Factores modificables indirectos

Los factores de riesgo modificables indirectos son aquéllos que se han relacionado a través de estudios epidemiológicos o clínicos con la incidencia de ECV pero que no intervienen directamente en la génesis de la ECV, sino a través de otros factores de riesgo directos. Estos factores son:
- Sedentarismo.
- Obesidad.
- Estrés.
- Consumo de anticonceptivos orales.

➢ Sedentarismo

Aunque no se ha demostrado que un estilo de vida sedentario cause enfermedades del corazón o que el ejercicio pueda prevenirlas, existe una fuerte correlación estadística entre actividad física y salud cardiovascular. Hay sobradas evidencias de que el ejercicio físico mejora la salud y aumenta la longevidad.

El efecto preventivo del ejercicio físico se observa incluso cuando el ejercicio realizado es ligero, y es mayor cuando el que se practica es del tipo aeróbico que cuando de realizan grandes esfuerzos de una forma súbita.

Las ventajas del ejercicio físico se reflejan en los siguientes parámetros:
- Descenso ligero de la presión arterial.
- Elevación de las concentraciones de colesterol HDL.
- Disminución de la concentración de triglicéridos.
- Ayuda a la pérdida de peso.
- Mejora la tolerancia al esfuerzo.
- Mejora el metabolismo de asimilación de los hidratos de carbono.
- Tiene efectos psicológicos beneficiosos.

➢ Obesidad

En determinados individuos, la obesidad debe ser considerada un factor de riesgo cardiovascular por sí misma y no de una forma secundaria por su relación con el desarrollo de hipertensión, diabetes e hipercolesterolemia. La obesidad aumenta la carga del corazón y puede provocar enfermedades coronarias.

A partir de la relación entre el perímetro de la cintura y la cadera (WHR, waist-to-hip ratio), se pueden identificar los tipos de obesidad androide y ginecoide. Una relación cintura-cadera de 1.0 o superior en varones (o de 0,8 en mujeres), indica obesidad androide y riesgo creciente de enfermedades relacionadas con la obesidad. Se utiliza esta denominación porque en los hombres el exceso de grasa corporal se distribuye normalmente en la zona de la cintura, mientras que en la mujer está generalizado que el exceso de grasa ocupe preferentemente la zona de la cadera.

En la obesidad androide, la mayor parte de la grasa tiene una distribución intraabdominal, mientras que en la obesidad ginecoide la grasa es mayoritariamente subcutánea a la altura de las caderas. Esta diferencia implica un mayor riesgo de enfermedades cardiovasculares en la obesidad androide, ya que la grasa intraabdominal se moviliza mucho más fácilmente que la subcutánea. Cuando los depósitos grasos se movilizan, aumentan los ácidos grasos en la sangre y el hígado produce una mayor cantidad de triglicéridos y colesterol, que pasan al torrente sanguíneo.

La obesidad androide está fuertemente asociada a una serie de enfermedades como la hiperlipemia, la diabetes, la hipertensión arterial y la hipertrofia ventricular izquierda (engrosamiento anormal del lado izquierdo del corazón). Cuando la obesidad sea de tipo androide es importante que la dieta sea mucho más restrictiva en el aporte de lípidos a fin de disminuir el riesgo de enfermedad cardiovascular. El ejercicio físico no puede dejarse de lado en estos casos.

Para cualquier grado de obesidad, el aporte de energía de la dieta debe ser tal que se adapte a la condición, actividad y objetivo de peso ideal. Si esto implica una dieta baja en calorías, ésta debe ser equilibrada, con un aporte suficiente de proteínas y micronutrientes. La pérdida de peso debe conseguirse de una forma progresiva y moderada.

➢ Estrés
El tipo de personalidad y la capacidad para manejar el estrés se han considerado desde siempre importantes factores para la salud. Algunos estudios epidemiológicos llevados a cabo durante los últimos 30 años han encontrado que las personalidades de tipo A (personas que sobre reaccionan incluso a los menores estímulos, que tienden a comportarse con un elevado sentido de urgencia en el tiempo y de ambición, y que son frecuentemente agresivos, hostiles o compulsivos) sufren una incidencia de ataques al corazón superior a aquéllos con personalidad del tipo B (más calmados y tolerantes). Otros estudios han demostrado que la supervivencia de los individuos con personalidad tipo B es superior a la de los de tipo A.

Los efectos del estrés en el sistema cardiovascular son similares a los producidos por una personalidad tipo A: cantidad excesiva de hormonas adrenales, elevación de la presión sanguínea y del ritmo cardíaco y síntomas cardiovasculares como palpitaciones o dolor de pecho. Si estas situaciones de estrés sólo se presentan ocasionalmente, no es probable que se produzca enfermedad cardiovascular ni daños permanentes, pero la exposición prolongada de estrés unida a otros factores de riesgo puede causar serios daños al sistema cardiovascular.

➤ Consumo de anticonceptivos orales
El estrógeno, hormona femenina que regula los ciclos menstruales, disminuye la concentración de LDL-C en grados variables según su relación con la progesterona. Los anticonceptivos orales interrumpen la síntesis interna de estrógenos o la combaten con otras hormonas.

Las mujeres que consumen anticonceptivos orales pierden las ventajas de protección cardiovascular que les aporta su sistema hormonal durante su vida fértil. Las mujeres que son fumadoras y usan anticonceptivos orales multiplican el riesgo de infarto agudo de miocardio por diez.

Otros factores de riesgo
Son aquéllas situaciones que nos ponen en clara desventaja ante las enfermedades cardiovasculares y de las que se ha demostrado que aumentan el nivel de riesgo cardiovascular. Vamos a analizar las tres más importantes:
- Haber padecido anteriormente un accidente cardiovascular.
- Hipertrofia ventricular izquierda.
- Apnea del sueño.

➤ Haber padecido anteriormente un accidente cardiovascular
En diferentes estudios se ha demostrado que existe claramente un incremento del riesgo de padecer un accidente de naturaleza

isquémica cuando la enfermedad cardiovascular ya se ha manifestado.

Aunque siempre es difícil aislar el incremento de la incidencia de episodios isquémicos de la influencia de los diferentes factores de riesgo, se han llevado a cabo estudios epidemiológicos en los que se han podido obtener resultados significativos del aumento de riesgo cardiovascular con independencia de los tres principales factores de riesgo: el colesterol sérico, la presión arterial sistólica y el hábito de fumar.

El grupo de hombres con evidencia de enfermedad isquémica cercana al infarto definitivo o con diagnostico de angina de pecho tuvo el doble de casos de infarto de miocardio que el grupo que nunca había padecido una enfermedad cardiovascular, y el grupo que había sufrido anteriormente un infarto de miocardio definitivo llegó a tener unas cinco veces más de casos de reincidencias.

➢ Hipertrofia ventricular izquierda
La hipertrofia ventricular izquierda (HVI) es un engrosamiento anormal del ventrículo izquierdo del corazón.

Se ha comprobado que la hipertrofia ventricular izquierda es un factor de riesgo cardiovascular importante e independiente que actúa asociado a la hipertensión arterial. Las consecuencias patológicas de la hipertensión arterial dependen tanto de la aceleración del proceso de arteriosclerosis coronaria como del desarrollo de HVI. La HVI induce arritmias ventriculares, insuficiencia coronaria y fracaso funcional del corazón.

➢ Apnea del sueño
La apnea del sueño es una enfermedad en la que se sufren breves paradas respiratorias durante el sueño y que normalmente aparece asociada a la enfermedad cardiovascular. La falta de oxigenación derivada de estos episodios puede ser muy peligrosa en

individuos que ya tienen reducida su capacidad de oxigenación de los tejidos por la oclusión de las arterias y capilares derivados de la enfermedad cardiovascular.

En diversos estudios se ha encontrado que la mortalidad cardiovascular aumenta en sujetos que padecen apnea del sueño.

A tener en cuenta

Vamos a exponer a continuación los diez puntos clave de la alimentación idónea para la prevención de las enfermedades cardiovasculares. Si se siguen estos diez consejos y se mantiene unos hábitos de vida saludables, con el adecuado ejercicio físico, libre de humos y de estrés, se puede asegurar que las enfermedades cardiovasculares no serán nunca un problema para la persona que los siga. Estos puntos son los siguientes:

1. Ajustar el contenido calórico de tu alimentación a tus necesidades reales. Las calorías de tu dieta derivadas de las grasas nunca deben sobrepasar el 30% del total. Esto no se aplica a cada comida, sino al conjunto de alimentos que tomas a lo largo de una semana, por ejemplo.

2. Se preferirá siempre el aceite de oliva de primera prensa en frío por su riqueza en ácidos grasos monoinsaturados y sus cualidades antioxidantes, al resto de los aceites vegetales, y, por supuesto, a las grasas de origen animal.

3. Reducir el consumo de proteínas de origen animal, sustituyéndolas por legumbres y cereales integrales. Las proteínas nunca deben sobrepasar el 15% de las calorías de tu dieta. De entre las proteínas de origen animal, reducir el consumo de carnes rojas y aumentar el de pescados, especialmente de pescados azules.

4. Sustituir la leche entera por leche desnatada o leche de soja enriquecida con calcio. Consumir quesos tiernos en vez de grasos o curados.

5. Limitar el consumo de yemas de huevo a 2 o 3 por semana. Las claras pueden tomarse sin limitación y mezclarse con las yemas para hacer tortillas, revueltos y salsas.

6. Tomar todos los días un buen plato de verduras frescas o una buena ensalada; junto con los cereales y las legumbres, deben ser la base de la alimentación. Preferir siempre los alimentos integrales a los refinados. Un aporte suficiente de fibra es una de las claves para la salud cardiovascular.

7. Tomar todos los días al menos un par de piezas de fruta fresca. Especialmente recomendado para empezar el día.

8. No consumir nunca más de 30 g de alcohol al día. Se ha comprobado que beber un poco de vino tinto en las comidas mejora la salud cardiovascular.

9. Mantener al mínimo el consumo de azúcar refinado y sal. No olvidar el azúcar y la sal de los alimentos procesados.

10. Preferir siempre los productos naturales a los procesados o industriales. Cuando se vaya a comprar un producto preparado, leer siempre la etiqueta de información nutricional y vigilar los contenidos de grasas saturadas, colesterol, azúcar y sodio.

TEMA 9

LA PREVENCIÓN DE DROGODEPENDENCIAS

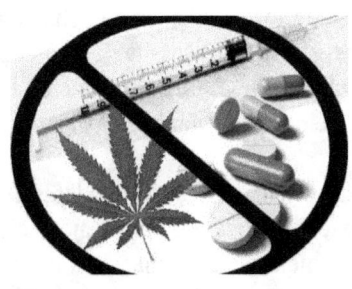 El "problema de las drogas" ha venido siendo considerado un problema acuciante en nuestra sociedad desde hace muchos años. Por lo general, ha sido abordado desde la perspectiva represora: Represión policial, represión educativa, represión familiar... El fracaso de esta forma de abordar "el problema" ha resultado estrepitoso, puesto que los jóvenes y adolescentes siguen incorporando estos consumos, de manera recalcitrante y desde una más que evidente desinformación.

Quizá por ello, cada vez se hace más énfasis, desde casi todos los ámbitos de la sociedad, en que la Prevención de las Drogodependencias debe ser afrontada desde las instituciones educativas en estrecha colaboración con las familias.

Es claro que las consecuencias que acarrea el consumo de drogas son de una gran relevancia, tanto en la esfera individual, como sanitaria y social, pasando por la familiar, orden público, económica, etc. Ante este hecho uno de los modos que parece idóneo para atajar esta problemática es mediante la prevención.

Esta ha ido surgiendo al unísono de la aparición de los problemas de drogas en las sociedades desarrolladas, fundamentalmente a partir de los años 70 en la mayoría de ellas, con la epidemia de la heroína, la cocaína, el cannabis, etc., y sin perder de vista el gran incremento que se ha producido también del consumo de drogas legales como alcohol y el tabaco, en muchos de estos países, especialmente en los jóvenes en fin de semana, aunque en algunos empieza a haber un descenso en tales consumos precisamente por la aplicación de medidas preventivas.

Poco después del surgimiento y extensión del consumo de drogas, en el sentido en que hoy lo conocemos, la alarma social que se ha producido ha sido enorme. En su base han estado los problemas de delincuencia a ellas asociados, marginación, y los enormes costes que dicho consumo ha producido y produce. Ante ello la respuesta de la prevención ha sido clara. Lográndose un enorme avance en pocos años.

Si queremos dar una definición de prevención de drogodependencias, podemos decir que es «un proceso activo de implementación de iniciativas tendentes a modificar y mejorar la formación integral y la calidad de vida de los individuos, fomentando el autocontrol individual y la resistencia colectiva ante la oferta de drogas» (Martín, 1995, p. 55).

Son varios los objetivos que pretende conseguir la prevención de las drogodependencias. Podemos citar los siguientes:

- ✓ Retrasar la edad de inicio del consumo de drogas.
- ✓ Limitar el número y tipo de sustancias utilizadas.
- ✓ Evitar la transición de la prueba de sustancias al abuso y dependencia de las mismas.
- ✓ Disminuir las consecuencias negativas del consumo en aquellos individuos que consumen drogas o que tienen problemas de abuso o dependencia de las mismas.
- ✓ Educar a los individuos para que sean capaces de mantener una relación madura y responsable con las drogas.
- ✓ Potenciar los factores de protección y disminuir los de riesgo para el consumo de drogas.
- ✓ Modificar las condiciones del entorno socio-cultural y proporcionar alternativas de vida saludables.

Realmente, lo que se pretende con los programas preventivos es alterar las características psicológicas de los individuos para incrementar los factores de protección y disminuir los factores de riesgo para que las personas no consuman drogas, cambiar el contexto ambiental que se relaciona con el consumo de drogas y modificar la interacción entre estas variables.

En ocasiones las intervenciones preventivas se agrupan en dos grandes bloques, el de reducción del consumo, denominado como reducción de la demanda y el de la reducción de la oferta, con vistas a disminuir la disponibilidad de la sustancia en el mercado al que accede el consumidor.

La prevención orientada a la reducción de la demanda se centra en el individuo (cambiar actitudes, percepciones, conductas; reducir los factores de riesgo; entrenarlo en habilidades; etc.). Cuando se realiza a un nivel más amplio, ej., escolar, familiar, comunitario, etc., el objetivo sigue siendo el individuo o grupo de individuos al que se dirige.

Por el contrario, la reducción de la oferta se dirige a la sustancia, a que haya menos cantidad de sustancia disponible o circulando en el mercado. Para ello se establecen controles desde donde se produce la sustancia (cultivo, elaboración), su transporte y almacenaje, hasta el punto de venta intermedio y final.

Se debe tener muy en cuenta que la prevención no puede ser puntual, tiene que estar mantenida en el tiempo. No puede orientarse a solucionar una crisis puntual. Por el contrario, hay que transmitir la clara idea de que la prevención es una labor que tiene que mantenerse en el tiempo, trabajar largo tiempo y esperar a ver los resultados a largo plazo, no de modo inmediato o mañana mismo.

Los ámbitos en los que se realiza la prevención pueden ser múltiples. Puede hacerse en el ámbito escolar, en el familiar, el laboral, a nivel comunitario, con grupos específicos, etc. En la práctica, el tipo de prevención que más se ha desarrollado ha sido la prevención escolar.

Ello ha venido dado porque es en la Escuela e Instituto donde está el grupo con mayor riesgo de consumir drogas. De ahí que si se aplica a todos ellos un programa preventivo (de tipo universal), se puede conseguir a bajo coste un impacto importante, ya que se puede llegar a todos ellos y se puede hacer una intervención con todos sin excepción.

Sin embargo, aunque la prevención escolar es muy importante, y necesaria, es insuficiente en muchos casos si ésta no va acompañada de una prevención más intensiva a nivel familiar, comunitario, etc., cara no sólo a los que consumen, o a los que tienen el mayor riesgo de consumir. En muchos casos es necesario implicar al propio ambiente social para que con ello se facilite el no consumo y una vida saludable.

Por ello, en los últimos años ha cobrado gran relevancia, junto a la prevención escolar, la prevención familiar y la prevención en el ámbito laboral.

La prevención en el ámbito escolar
En los últimos años ha cobrado más relevancia, con la generalización de la prevención, la prevención escolar. La prevención escolar permite llegar a los jóvenes escolarizados, en la edad de máximo riesgo para el consumo de las distintas drogas, facilitándose así de modo importante realizar la prevención.

Esto ha llevado a que muchas intervenciones preventivas se realizan en exclusiva en la escuela y es donde hay más programas preventivos evaluados. Esto en parte es debido a que al estar la mayoría de los niños y niñas escolarizados constituyen teóricamente «muestras cautivas», dado que teóricamente se tiene acceso a todo el grupo diana que interesa.

En la práctica esto no siempre es así ya que la aplicación de un programa preventivo exige la correspondiente autorización (administrativa, escolar, etc.) y el consentimiento de los participantes y de sus padres. No olvidemos que una parte de los que más precisan intervenciones preventivas para que no consuman drogas no asisten a la escuela o tienen fracaso escolar, lo que les lleva a abandonar la misma antes de tiempo.

Estos son elementos negativos para la persona y son factores de riesgo para el consumo de drogas. Uno de los objetivos de la prevención escolar es éste junto a otros. Por ello la prevención se realiza fundamentalmente en la escuela, pero no necesariamente es suficiente para evitar el consumo de drogas. Hay que implicar no solo al resto de los elementos sociales sino a todas las personas en riesgo acudiendo a su contexto social o ambiental de consumo. Y, específicamente debe implicarse a toda la comunidad escolar que la constituye los alumnos, los profesores y los padres.

La prevención escolar debe conseguir que los jóvenes no consuman drogas o retrasen la edad de inicio. Aplicada en la escuela debe conseguir este objetivo en todos los alumnos pero puede haber distintos grados de intensidad. Así, los programas universales son útiles para todos, pero en otros sería conveniente aplicar programas selectivos, o bien remitir a las personas con problemas de drogas, o problemas de otro tipo (psicopatológicos, familiares, sociales, etc.), a los servicios sociales, sanitarios o de salud mental, para paliar los mismos o poder, aún mejor, solventarlos.

Por ello la escuela es importante pero no lo es todo en la prevención. Esto es importante indicarlo y exige a su vez que los profesores tengan el suficiente apoyo técnico y profesional para los problemas que se vayan encontrando en el caso concreto de la prevención de las drogodependencias.

La prevención en el ámbito familiar

En los últimos años la prevención familiar ha incrementado su relevancia al conocerse cada vez más, por los factores de riesgo y protección, la importancia de la misma en la etiología del consumo de drogas (Hawkins, Catalano y Miller, 1992; Moncada, 1997). La familia

245

constituye un elemento esencial en la socialización del niño y del adolescente. Por ello una familia estructurada facilita mejor los tránsitos y la adaptación a nuestra sociedad actual. Uno de estos aspectos adaptativos es el no consumo de drogas o no pasar de un consumo esporádico en ciertas drogas.

El mayor problema que tienen los programas preventivos a nivel familiar es la escasa participación de los padres. Y, cuando participan, suele ser la madre la que acude a las sesiones más que el padre. De modo parecido, en las escuelas de padres que se han creado para los mismos, orientadas específicamente para la prevención de las drogas, ocurre algo semejante: suelen acudir las madres y de las que acuden no siempre son las que tienen los hijos con mayores problemas de consumo de drogas o de riesgo de consumirlas.

En la práctica, las familias con mayor cantidad de problemas tienen menos tiempo para acudir a los mismos. Por ello se sugiere que se facilite a los padres el poder acudir, o incluso que se les financie el acudir a dichos programas. En muchas ocasiones las escuelas de padres es el nombre que recibe el sitio donde acuden los padres para aplicarles un programa preventivo en drogodependencias más o menos estructurado.

Una intervención importante es aquella orientada específicamente a familias problemáticas donde los padres o los hijos consumen drogas o tienen un riesgo muy alto de consumir. Facilitar el acceso de los mismos a dichos programas o combinarlos con otras intervenciones de tipo comunitario facilita la adherencia a los mismos.

La prevención en el ámbito comunitario

La prevención en su sentido más amplio debiera ser comunitaria. Sin embargo, como lo comunitario es tan amplio suele optarse por tipos de prevención más realistas y parcializados. La prevención comunitaria en drogodependencias lo que pretende es prevenir el consumo de drogas en una comunidad concreta poniendo en marcha distintos recursos para lograr este fin.

El objetivo que pretende es reforzar los mensajes y normas de la comunidad en contra del abuso de drogas y la preservación de la salud. Implica poner en marcha distintos recursos y medios comunitarios y, con ello, la participación y movilización de distintas instituciones, organizaciones, colectivos, grupos y personas de la comunidad. Esto indica que un programa comunitario es comprensivo y puede abarcar cualquier aspecto de la comunidad. Cuantos más participen, siempre que haya un adecuado nivel de coordinación, más fácil será conseguir el objetivo preventivo.

Hacer la prevención desde una perspectiva comunitaria tiene claras ventajas, como que se puede incidir en más factores de riesgo en distintos niveles, podemos conseguir una mejor consistencia en los mensajes, poder conseguir una mejor difusión al disponer de más canales, etc. Por ello, es muy importante en este tipo de programas que haya una buena planificación, coordinación, puesta en práctica y medios para el mismo.

Habitualmente un programa comunitario incluye otros subprogramas, o programas que a su vez funcionan independientemente, como la prevención escolar, la familiar, la laboral, etc., pero que si se coordinan dentro de un programa comunitario pueden funcionar sinérgicamente todos entre sí. De ahí la relevancia de adecuar todo programa comunitario a las necesidades concretas de esa comunidad y de las personas que tienen mayor problema de consumo de drogas.

La prevención en el ámbito laboral
La prevención en el ámbito laboral se ha centrado de modo importante en las drogas de tipo legal, aunque sin dejar de lado las de tipo ilegal. Ello viene dado por la relevancia que tiene el consumo de alcohol, y sus consecuencias en la salud y en la accidentabilidad laboral, como en el tabaco, por la morbi-mortalidad que la misma produce. Muchos

247

programas se han puesto precisamente en marcha por el alto nivel de trabajadores en situaciones de riesgo existentes en distintos ámbitos laborales o cuando el propio trabajo implica riesgos incompatibles con dichos consumos (ej., trabajar en una empresa de madera para los fumadores; trabajar en una empresa de conducción de máquinas de precisión para el alcohol). Los servicios de medicina de empresa han tenido y tienen un papel muy importante en este aspecto.

www.ingramcontent.com/pod-product-compliance
Lightning Source LLC
Chambersburg PA
CBHW071336280526
45787CB00001B/118